中國近現代頤養文獻彙刊·導引攝生專輯

第十二册

劉曉蕾 主編

靜坐三年
婆羅門導引十二法
養生導引術
長生術——太乙金華宗旨
保健延壽談

廣陵書社

静坐三年

〔日〕岸本能武太 著

華文祺 譯

商務印書館 民國二十四年二月二版

華文祺譯

静坐三年

商務印書館發行

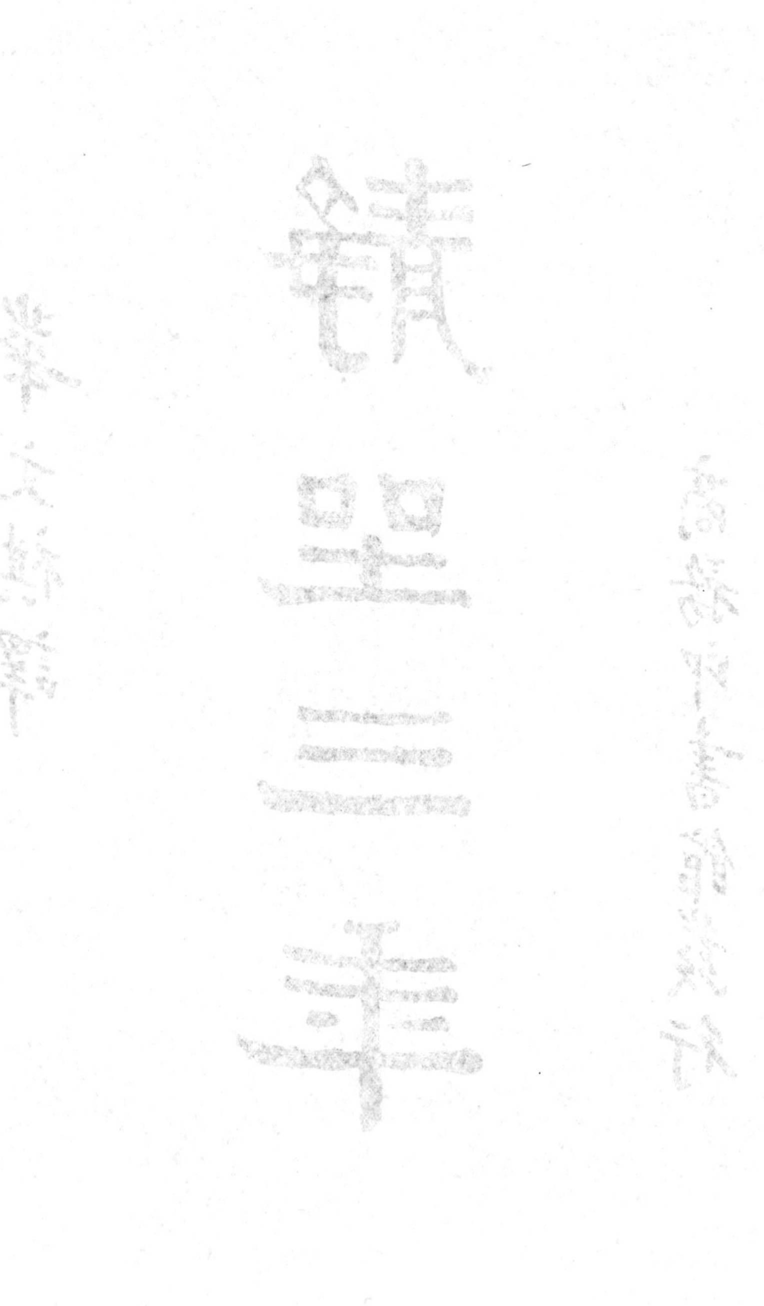

敘

日本之言靜坐法者有兩大家一爲藤田靈齋一爲岡田虎二郎其徒各有數萬人影響之大幾與宗教家相類可謂盛矣此兩派之修養方法在生理精神二方面均各不同藤田氏之呼吸法主張自然腹式呼吸卽吸氣時使下腹膨大呼氣時使下腹緊縮一循生理之自然岡田氏則反之而主張逆呼吸此於生理方面之不同也藤田氏於靜坐時心中先作一種觀念始終把持之以代雜念頗類淨土宗之十六觀法岡田則於靜坐時主張無思無慮頗似天台宗之止觀此於精神方面之不同也雖然方法固異而其用腹式呼吸主張橫隔膜之上下動作則同其主張祛除雜念亦同是於修養之根本初無二致也藤田之教人也分初傳中傳奧傳三級兼自著書初傳則有息心調和法中傳則有心身強健之祕訣惟奧傳則無書蓋未易以文字形容也岡田之教人也悉憑親授未嘗自著一書世所傳岡田式靜坐法乃其門徒所爲非岡田之自作岡田氏之不自著之故雖對於其徒亦不肯明言之此書

卽岡田門徒岸本能武太所著也。凡分二篇。前篇論靜坐。後篇論修養。其於岡田式之特色。如逆呼吸。三折之姿勢。身體之動搖等。言之綦詳。而於身心統一之結果。一歸於腹力。尤多精妙之理。岡田雖不自著書。讀此書則於其方法原理。蓋思過半矣。無錫華君文祺取是書譯之。余於此雖未敢云深造。而粗有所獲。乃述其源流派別。以告國人之留心斯道者焉。

民國五年四月因是子敘

岡田式

靜坐三年目次

前篇　靜坐篇

第一章　總論

後篇 修養篇

第五章　念腹宗

岡田式 靜坐三年

前篇　靜坐篇

第一章　總論

第一節　余如何而入靜坐之門乎

始列席靜坐會

余就岡田虎二郎先生學習靜坐法。距今三年前卽明治四十四年十一月之事也。先生之名。早洋溢吾耳。或謂日本列弟子籍者已數萬人。或謂能療治種種疾苦。或謂先生爲釋迦基督以上之人物。余聞之未敢深信也。是年十一月二日之午後。於早稻田大學教員室坐次。浮田博士謂余曰。今日盍就岡田先生一習靜坐法乎。適是日得暇。遂偕浮田博士詣牛込之矢來俱樂部。進謁岡田先生。先生敎以姿勢。於時如法靜坐。閉目箝口。逆呼吸。吐氣息。時而運力入腹約半時許。覺身體漸輕。微有搖搖不自持之勢。

矢來俱樂部之靜坐會。每週間一度。以木曜日之三時以後爲期。余第一度練習後。次週木曜日。亦往焉而運力入腹。視前爲甚。亦有身體動搖之感。至第三度。則視前尤進。腹之運力益甚。兩足毫無痲痹之感。又身體之動搖亦益加劇。靜坐會之先輩諸子咸目笑曰。岸本君眞有靜坐之天才者。實此時事也。

天才乎熱心乎

余僅靜坐三度。已運力入腹。身體動搖。而得靜坐之要領。其果有靜坐之天才者乎。然余夙具熱心於事物之性質。此進境實非天才之所賜。而寧爲熱心之結果也。余之始爲靜坐也。亦自覺可笑。然一旦實行以後。則於岡田先生之所敎者及他人之所能爲者。思必企及之而後快。於是自進謁岡田先生之日始。毋怠毋忽。日夜傾心於靜坐之練習。故他人一週間惟爲一度之靜坐。而余則一週中無時不作靜坐之想。專心壹志而練習之。則余之第三度列席靜坐會。已有非常進境者。全爲熱心努力之結果。人或目余爲靜坐之天才。實則此天才。苟熱心努力者。無不可得之也。

當時運力入腹之工夫

余於第三度之靜坐會。已自覺入力於腹之狀況。即腹之筋肉。非常堅強。且腹之周圍至極擴大也。然又思如何可使腹愈益發達。如何可使身體得以壯健。此等之計畫。不絕於胸中而直至今日焉。

余始靜坐之時。以細帶緊束下腹。務思以腹力斷絕此帶。而頻爲運力於下腹之練習。又時以紙捻等繞於下腹。而運力以斷絕之。一條絕。則二之。更絕則三之。由是而益至四五。其結果至佳。今余每向始習靜坐之人。勸其實行此法云。又於練習靜坐之始。止言運力於腹。則每如捕風捉影。覺其力無由而入。若以帶緊束下腹。則力自可運入矣。

又余見岡田先生。可永久而目不瞬。遂亦爲此練習。每當欲瞬之際。則入力於腹以忍之。稍頃即瞬。則更強運力入腹。乃不復瞬。於是繼續練習。始而一分間。既而可達六七分間。有時竟可十分間十五分間而絕不一瞬。夫目瞬之舉。固不可強制。且愈強制而愈欲瞬者也。然惟用意運力入腹。而自不欲瞬。豈非極奇妙之事乎。此等為余始習靜坐時種種工夫之一二。觀此可知世間萬事皆非成於既成之日者。其未成以前所行之工夫。決不可忘也。

第二節　靜坐及於身心之影響

靜坐前身體之狀態

余之體質。本非羸弱。惟距今十二三年前。因過度之勤勞。激烈之活動。遂罹中耳炎症。輾轉牀褥。凡三年之久。由是身體大衰。非唯耳部。全體皆與疾病為緣。絕無愉快之日。身體之弱。宛如一破舟泛大海中。生人之趣。殆索然盡矣。

耳既有疾。則神經受其障害。是為最不愉快之要因。同時而身體之健康。亦大被損害。蓋病時體宜寧靜。故不復運動。久不運動。則腸胃自弱。而食物艱於消化。食物消化既艱。則營養不足。營養不足。則神經自然衰弱矣。故精神及內體。常於暗澹之月日。度憂鬱之生活。少有疾病。卽不得不乞靈於醫藥。或於窗罅中感受微風輒發感冒。偶飲於友人之家。必罹胃病。偶遇集會。略食西餐。必致腹疾。故以胃散爲不可離之良友。夜間常不成眠。腰際疼痛。非受按摩者之治術。則不能暢適。故余常謂余之精神與肉體。全不統一。常有互相離析之感。非唯精神與肉體不能調和而已。又有靈肉分裂之苦痛焉。

練習靜坐後身體之變化

當三年前始就岡田先生而練習靜坐也。而余之意志與生活。遂頓然一變。身體非常健康。精神亦至爲愉快。以前分裂之靈肉。至是而全然調和矣。胃散及按摩亦永與訣別。不惟恢復健康而已。雖謂年至五十身體始十分發達可也。

身體之肥滿與力量之增加

余身長止五尺許。然腹之周圍。自靜坐後。殆增五英寸之多。今已三十七英寸矣。體量(裸體)今一千七百兩。余往昔極肥碩之時。未曾至千五百兩以上。自患中耳炎後。身體極弱。尙不足千四百兩。則靜坐以來。體量確增三百兩矣。然余之肥碩。筋肉極緻密。與所謂脂肪肥者有別。故步履輕快敏捷。身體毫不重滯。又無氣息喘促之患。且全體之力量大增。嘗與早稻田大學之學生數十輩鬬腕角力。余每勝之。余身體之健康。精神之愉快。平生殆未有如今日者也。比年以來。萬病消除。身體輕捷。大有步履如飛之概云。

精神上之影響

靜坐法及於身體之影響。已略如上述。而及於精神之影響。亦至爲顯著。余本專從事於宗教之研究者。故對於哲學、倫理學、心理學、文學、社會學、言語學等。皆饒有興味。然於最近三年間。關於此等學問之問題。於余皆成爲靜坐法之問題。蓋余對於此等之研究。其態度幾全然一變矣。今不論思考何事。皆以靜坐法爲根據。余之人生觀及宇宙觀。當如何歸宿。又對於宗教及其他之思想。當如何變遷。今日雖未能豫測其究竟。然岡田式靜坐法之理論的及實際的研究。余之一切思想行動。無不以之爲中心而環繞之也。譬如北辰。居其所。而衆星共之。岡田式靜坐法。於余猶之北辰矣。

以望遠鏡及顯微鏡觀物。則一切物胥若別開生面者。余以靜坐法之鏡而觀萬物。亦覺眼前之世界若別有天地然。故今日若由余之心中取去岡田式靜坐法。則余心中之一切思想將失其統一。宛如遍地散錢而無索以貫之矣。則靜坐法固卽余之思想之索也。

第三節　靜坐八月之效果

靜坐法之肉體的方面

余習靜坐法之翌年七月。於肉體的方面所得之效果有十事。今載之於左。

一端坐之樂　端坐雖爲吾人之習慣。然恆人行之頗以爲苦。余於食時僅端坐五分間。卽兩足痲痺而不能起立矣。至今日。則可端坐一時至二三時之久。而毫無所苦。此卽修行靜坐法成效之一也。今試問此變化曷爲而起乎。則決非如局外人所云專由習慣而成。夫習慣誠與有力。然亦以集注全身之力於臍下。而易於忍耐故也。設令日者腹力稍弛。足必立感痲痺。又或於既感痲痺之時。而特別用意運力於腹。則其苦痛直卽消滅。誠奇妙之現象矣。

二步行之樂　此亦修行靜坐法之始所易於實驗者。凡稍稍步行卽足力疲倦氣息喘促之人。苟修行靜坐法二三週。則此等弱點卽可消除。且步行之速力。亦大爲增進。如詳言其理由。卽前之步行。惟恃足力。故其力易竭而輒感疲勞。今則宛以腹力而行。故毫無所苦。蓋腹如一大彈機然。疲勞悉爲所緩和故也。況腹力殆無盡藏。決無涸竭之虞。則步行自有無窮之樂。而毫無所苦矣。

三姿勢安定　余所謂姿勢安定者。乃謂全身之力。翕聚臍下。卽身體之重心安定於下腹也。如是則坐作進退。皆具不動不亂之姿勢。試舉一例。卽乘電車時。苟以腹力法而定其姿勢。則直立而不攀附於懸垂之革帶。亦無顛仆之患。此余所數數實驗者。蓋以全身之重心安定於臍下故也。又由電車躍下之時。亦以重心在於臍下。

故決不傾跌。則我輩修行靜坐法者。儼然不倒翁矣。

四無血聚頭腦之事　余素有足冷之性。每至冬季。則手足之爪端。奇冷徹骨。然自靜坐以來。則毫無此苦。又前此以血液常聚於頭腦之故。頭垢甚多。近則迅減。殆至於無。此因實行腹力法。而全身血液分配均勻。不專集於上體故也。或謂可使白髮復黑。禿髮再生。惟余尚無此經驗耳。

五無傷風之患　余自罹中耳炎以來。極易感冒。故冬際襲服甚厚。雖在夏季。單衣之下。亦必衷佛蘭絨短衣。防之愈甚。而感冒愈易。自行靜坐法以來。殆無傷風之事。此因血液循環加盛故也。今全體四肢。常覺溫暖。耐寒之力。非常增加。且耐暑之力亦大增。余平生冬則畏寒。夏則畏暑。今則無是矣。

六忘腰肩之恧縮　余近年每有全身恧縮之感。少經勞動。則腰肩恧縮而不適。必經按摩方愈。乃自去年十一月練習靜坐法而直迄今日。八閱月之間。未嘗受按摩一次。此全爲腹力法所致。蓋一切動作。悉以腹力任之也。

七腸胃强健　余於學生時代。恆罹極劇之胃病。苦痛煩惋。不可名狀。其後胃病雖漸愈。然腸胃猶時時發病。無如何也。自行靜坐法後。則腸胃大强。且此八閱月之間。腹之周圍。增加二英寸有餘。體量本在千四百兩內外。今則達於千五百兩以上。此全以修行靜坐法。而腸胃健全。消化佳良。營養增盛故也。

八發聲和諧　余雅嗜謠曲。惟幼年常患慢性之咽喉炎。故有志而未逮也。重以十年前以咽喉病之遠因。而罹中耳炎症。幾瀕於死。遂拋棄一切。從事靜養。然耳症迄未全愈。然自行靜坐法後。耳亦日聰。又知聲音非發於咽喉而由腹出。實行腹呼吸之法。今年二月遂練習謠曲。竟毫無妨害。且聲愈和諧。雖謂全屬靜坐法之賜。亦非過言也。

九痔疾全治　余素喜乘自轉車。而最近數年間。則馭時漸少。且痔疾時發。頗以爲苦。不意修行靜坐法。而痔疾忽愈。究其理由。則以此法使下腹膨脹於前。而腹之後下部卽肛門之近側。自然緊縮。肛門緊縮。而脫肛之患。自得痊治矣。

十精力強固　余自習靜坐法以來。自覺精力日強。而富於忍耐力。可任長久之勤勞。非惟其時有非常之毅力。卽事後亦不覺疲倦。又血液旣不常集於頭腦。自無輕於憤怒之事。此全以靜坐而有自制力也。至身體上之能抵抗寒暑忍耐飢渴等事。自不待言。而精神上如對於情慾誘惑等。亦大增識力而不爲所困矣

第四節　靜坐法之要領

靜坐法之流行

岡田式靜坐法。流行日廣。熱心練習者。項背相望。靜坐法之著述有疊至數十版者。其盛况已可見一斑。靜坐法之流行如此。其中必有當然之理由。固自無疑。自此法發現以迄今日幾經星霜。其從事於練習者。有敎育家、實業家、醫士、軍人、日本人、西洋人、及種種方面之人。不惟人數逐年增加。且宣傳其效能者亦與日俱積。則靜坐法於實質上有重要之價值。不待言矣。

靜坐法之二方面

靜坐法有肉體的精神的二方面。依岡田先生之說。其肉體的方面。惟入門時之現象爲然。必入於精神的方面。始可謂登靜坐法之堂奧。理解其眞意云。此兩方面。以下當詳爲論述。惟統此兩方面可視爲靜坐法之要領者。果何者足以當之乎。昔阿剌伯之某野蠻人聞基督教宣教師講演種種深邃之教理。遽自語曰。『此嘵嘵者何足道。余之隻足而立時。卽基督教之要領矣。』宣教師聞之不勝驚訝。然則靜坐法之要領。果用何語以櫽括之乎。

靜坐法之要領＝腹力法

可稱爲靜坐法之要領者。其惟腹力法乎。余所云腹力法。乃攝全身之力聚集於臍下丹田之謂。以余所見。此腹力法。殆岡田式靜坐法以之始終者。岡田式之三特色。(一)靜坐之姿勢。(二)逆呼吸。(三)身體之動搖。悉由此點而出發。又歸宿於此點者也。全身之力集注於丹田。身體之重心安定於此處。則其人之身體。自不得不健康。身體然。精神亦何獨不然。此爲靜坐法之根本的主張。而卽其要領也。

腹力法非新奇之法

夫集注全身之力於臍下丹田也。其法實非新奇。且爲極平常之事。如習擊劍。學柔術。苟不入力於腹。則術必無成。又如寫字作畫。苟不運力於腹。則雖極美好。必無沈着痛快之精神。卽如說書歌曲。苟非聲由腹出。亦必不能動人傾聽。彈琴奏鋼琴。設非注力於腹。則其音色全別。精於此道者。稍一傾耳。卽可辨之。其他不論何種技藝苟非使腹部穩定。置全身之重心於臍下。則必不能登峯而造極。至如禪宗及道家以注力於臍下丹田爲入手工夫。尤人所稔知者。則腹力法一事。苟舉以語人。人必以爲此常談耳。恆事耳。然此法除禪家道家外。惟有擅技藝之人於其奏技時偶一爲之。而初非使人人時時實行之者。豈非至可異之事乎。

余之遺憾

余自幼喜體操及運動。如角力、柔術、劍術、弓、馬、泳水、盪舟等。無不爲之。在學校內。又習柔輭體操、兵式體操等。又留學美國之四年間。學問之餘暇。惟以運動體操爲事。

室內種種之器械操無論矣。又兼從事於競走、徒步、西洋相撲、滑冰等。然自今思之。一切之運動及體操。以入力於腹爲最要。卽凡百之動作皆當以腹力也。若當時卽知靜坐法。其裨益不審當如何。此則不勝遺憾耳。

又余夙皈依基督教。而悟精神修養之必要。朝夕之祈禱、默禱、瞑想等。固不待言。又如遇種種困難煩寃疑沮之境。及一切得喪苦樂之事。則或懺悔或感謝。爲精神上種種之修行。三十餘年。殆如一日。故於注意力之集注、精神之統一、膽力之養成等。所獲實驗頗多。然於此精神的方面若早行靜坐法。則用力少而成功多。其裨益又當如何。及今思之。其遺憾又無窮也。

岡田先生之卓見

岡田先生之卓見最爲人所欽服者。卽使人人時時實行此腹力法是也。故雖謂此法爲國民之福音。亦非過言。夫於特別之時而入力於腹。世人固多經驗之。然自朝至暮。無時不作此姿勢。雖瞬間亦不宜稍弛腹力。不惟學生及宗教家。無老幼男女之别，若學者、若勞動者、若官吏、若商賈種種階級之人。無不使實行此法，是實岡田先生之教訓也。故岡田氏雖非爲腹力法之發明家創始家。然使此法爲常住化及普遍化。則先生實先驅者也。

第五節　靜坐法之目的

靜坐法爲身體健康法

岡田先生常言以靜坐愈病。乃其開宗明義。而其目的實不僅在身體之健康也。即此而觀。岡田式靜坐法。固與普通之呼吸法及體育法大異矣。但呼吸法及體育法之目的。雖專在健康身體。然更進一步而言之。圖身體之健康果何爲乎。則固更有深遠之意味焉。故謂呼吸法及體育法之目的。亦不僅在身體之健康。固無不可。但自普通言之。則實以健康身體爲首務也。又現今實行岡田式靜坐法者之大多數。或則久嬰疾病。或則身體衰弱。故自此等人設想。謂靜坐法亦一種之健康法。不亦宜乎。

靜坐法爲精神修養法

岡田式之目的。非僅在身體之健康。實兼精神之修養。然則靜坐法固亦有與倫理及宗教相似之點矣。夫行靜坐法。而能愈腸胃病、心臟病、神經衰弱及其他一切疾患。此於實際上及理論上。皆可以證明之。然一方爲身體健康法。一方又爲精神修養法。故行此法。而身體及精神。皆有健康之效。此與普通之體育法固不侔。而與普通之倫理及宗教偏注於精神一方面者。亦大異矣。

靜坐之練習不可中止

世之習靜坐者。每至病已。以爲能事已畢。戛然中止。余自入門以來。不過三寒暑耳。而積病之軀。已早回復健康。且筋肉日益肥壯。精力日益充實。又同時覺悟靜坐法與心靈之發達及其修養。確有良效焉。回憶初學時。聞靜坐關於精神之語。頗竊竊焉疑之。至今則覺其意味無窮。雖欲罷而不能也。

由健體而健心

余任教師有年矣。觀教室內學生之姿勢。一時中能十分時端坐而不欹側者。殆不數數覯。或視力不專壹。或脊梁屈曲。或以目接近於書册而俯屈其首。或以一臂斜倚於桌。爲態萬狀。雖時時命之注意而矯正其姿勢。亦無甚效力。然一爲講述岡田式靜坐法使實行腹力之時。則其姿勢頓然一變矣。身體之姿勢既變。則精神亦隨之。不惟於教室內爲然。一切之舉動、操行、坐作、進退。皆改觀矣。蓋身與心實有不可須臾離之關係。所謂「健心在於健體之中」是也。故欲使學生之精神健全。非先健全其身體不爲功。身體病則精神亦病。身體強則精神亦強。此靜坐法。卽先健全其身體進而健全其精神者也。

今日之教育及宗教皆輕視肉體

岡田式靜坐法。非唯能感化惡少年使進於善良。卽低能兒及精神病者。亦能變化之使卽於健全。此岡田先生之恆言也。今日之教育。於精神及肉體。區別過甚。非唯教育。宗教亦然。其偏重精神方面之結果。遂有輕視肉體之害。例如言修身。則無不憶及倫理道德。而以爲此專關於心之方面者。然修身之「身」。實身而非心也。又如吾人言及勇氣。輒用「膽力」或「膽大」二語。而膽確爲內臟之一也。然則宗教家及教育家。於討論精神修養之際。尤宜多注意於身體之健康矣。要之。岡田式靜坐法直接之目的。謂爲在於身體之健康。亦無不可。惟其最終之目的。實在精神之修養。決非以健康身體爲主之呼吸法及體育法所可同日語也。

第二章　靜坐之姿勢

第一節　坐時之姿勢與不斷之姿勢

岡田式靜坐法之三特色

岡田式靜坐法之要領。如前所述。在集注全身之力於臍下丹田。固已。然惟述此一端。餘皆置之不論。則尚未能明示岡田式靜坐法之特質也。夫單入力於腹者。自禪宗言之。則云二木式。亦云藤田式。固不限於岡田式也。則岡田式於腹力之外。尚有他種之特色明矣。然此等之特色果如何。今依余所研究者。舉之如下。

(一)靜坐之姿勢

(二)逆呼吸

(三)身體之動搖

岡田式靜坐法之要領。固在集注全身之力於臍下丹田。然欲行之有效。則又需一定之姿勢與一定之呼吸。此等皆不過入力於腹之方法也。行岡田式靜坐法。欲眞入力於腹。以行此等方法爲最便利。又岡田式靜坐時身體之動搖。世人於此事論議紛紜。且有誤解者。自余之實驗言之。此現象實無可疑異。蓋行岡田式之靜坐姿勢及爲逆呼吸集注全力於下腹時。身體之動搖。自有不期然而然者。謂爲靜坐姿勢及腹力之自然結果實至允當。故以此現象與靜坐姿勢及逆呼吸。標舉爲岡田式靜坐法之三特色焉。

坐時姿勢與不斷姿勢之區別

靜坐之姿勢。尙有不可不爲區別者。蓋有定時以練習靜坐之姿勢。又有自朝至暮。

時時當實行之姿勢。前者謂之坐時之姿勢。後者謂之不斷之姿勢。若單云靜坐之姿勢或岡田式之姿勢。則頗有混淆不明之虞。故今特設此區別焉。

岡田式坐時之姿勢與不斷之姿勢。其名稱雖各別。然除去坐法及其他微末之關係。則其緊要部分。二者殆全同也。

坐時姿勢非岡田式之全體

岡田式靜坐法。其坐也。不過爲普通之方法。假令不坐。而岡田式之存在如故。或立或臥。岡田式之修行。亦無不能之。惟坐時最易達岡田式目的之姿勢。而特利用之耳。則坐法固非岡田式之全體。故嚴密言之。稱岡田式全體爲「靜坐法」。實不免失當。蓋吾輩雖不靜坐之時。亦必實行此不斷之姿勢。且此不斷之姿勢。實爲岡田式最重要之部分也。故今不得已而單稱爲「岡田式」。似較爲適當。要之。勿過泥於名稱可耳。

第二節　坐時之姿勢

坐時姿勢之十五條件

今言岡田式靜坐之姿勢。驟觀之。似與普通之端坐無甚差別。然有特宜注意之十五條件。今自身體之下方順次舉之如左。（按以下所舉坐法。乃日本之習俗。與我國不同。讀者當師其意。如欲實行。可參觀本館出版之因是子靜坐法。）

一兩足相疊　兩足相疊時之孰上孰下。可隨各人之自由。務以自然為宜。惟兩足當交疊極密而引伸其腰。是為最要。此時左右踵之距離。由於身體之大小而略有差異。然約以五六英寸為度。如斯則左右之踵。殆與兩方臀部之中央相接觸也。

二臀向後方突出　欲臀突出於後方。故坐時當先伸兩手而俯伏。而後上舉其臀尖使之向後突出。

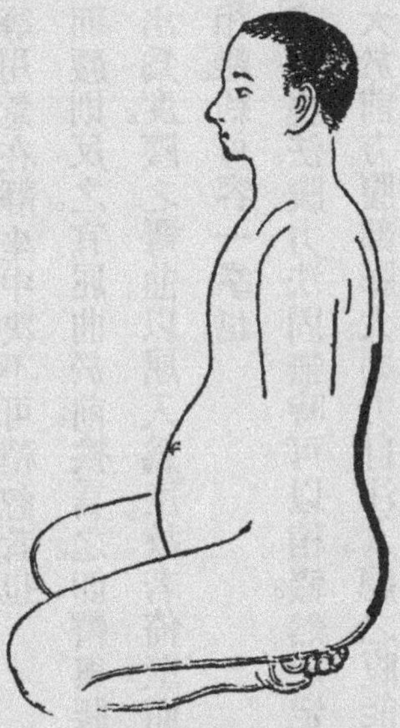

臀與腰之姿勢

如是而坐。卽成此第二之姿勢。而此等用意。在靜坐中决不可稍忽者也。

三腰宜屈曲於前　臀宜突出於後。而腰則反之。宜屈曲於前。換言之。卽臀與腰當互相反對而彎曲也。臀之彎曲。以突出爲度。腰之彎曲。以屈入爲度。故若倚壁而坐。則背與臀密接於壁。而腰後則與壁相離。約可容一拳也。

四腹宜膨大而充分運力　在岡田式靜坐法。腹力法固無時可以稍輟。然於定時練習之際。尤宜充分運力入腹。使膨大於前方。腹部膨大。則力自注入。總之。腹能膨大如五石瓠。又堅如鐵石。斯最善矣。

五膝宜短縮　腰屈於前。則腹自突出。若更用力膨大其腹。則膝自形其短縮。反是而臀尖下落。腹部收窄。則膝必甚長。故一觀膝之長短。而靜坐姿勢之善否。已瞭然矣。

六宜開膝膨腹收窄肛門　膝之間約三十度。故開張致四五十度之角度。則坐亦安適。腹亦能十分膨出於前方矣。如是開膝而膨腹之時。又緊收臀部。使肛門狹窄。

則入力於腹。自益益充滿。惟既收窄肛門。而臀之突出甚難。每易敗其姿勢。故此時宜十分注意。而雙方兼顧也。

七宜收窄胸部下落心窩　膨張胸部。爲世間普通之姿勢。然於岡田式。則反對而收窄之。此反對之姿勢。爲下落心窩所必需。下落心窩者。即弛心窩之力而陷入之也。心窩陷入。則其處低窪爲一字形。儼如胸腹二部雙折然。此陷入心窩之事。於岡田式靜坐法之姿勢中。最難而又最要。夫單使心窩陷入。亦非甚難。然既臀突於後。腹挺於前。而更欲陷入心窩。則決非易事矣。

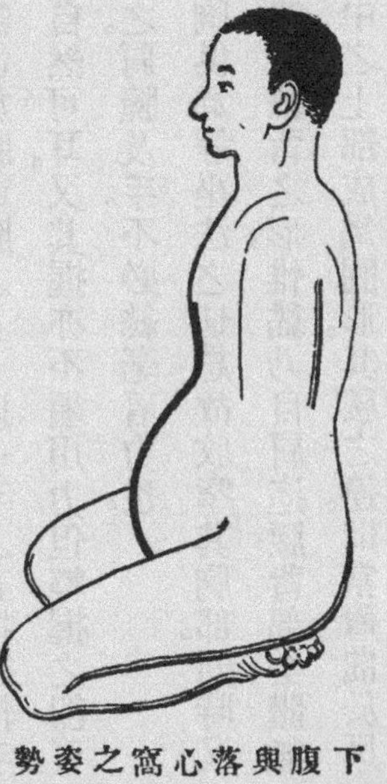

下腹與落心窩之姿勢

八伸下腹而縮上腹　自背面言之。腰宜向前方屈曲。而自前面言之。則心窩又宜下落。又欲下落心窩。則當膨大下腹而伸延臍下之部。同時更收縮臍上之部而陷入心窩之邊。苟爲此練習。則不論何時。而全身之力皆集注於下腹。心窩之力自然弛緩矣。又同時而臍亦變其位置轉移於腹之上部焉。

九當以一手之五指握他手之拇指靜置於腹或膝之上　以一手之五指。握他手之拇指。左右在所不論。惟任各人之自然可耳。又其握亦不須用力。但輕握之卽可。其置於腹或膝之上。亦惟自然靜置之。肩腕及手。不必絲毫着力也。

十肩宜低下背宜稍圓　聳肩與挺胸。俱爲靜坐法之切忌。故收窄其胸部。同時又宜使兩肩低下。又背部當令其稍圓。略似貓背之形。惟貓乃自肩迄腰。背部全體無不圓滿者。而靜坐法之姿勢。則僅背中之上部成爲圓形。其腰之邊。則當彎曲於反對方向也。

十一宜閉口離齒　口之本務。在於飲食言語。練習靜坐之際。不必飲食言語。故口務宜緘合。然上下唇亦不須力閉。惟唇閒不通呼吸卽可。又此時上下之齒。不可嚙合。宜稍稍相離。當始練習時。行腹力法之際不知不識間以强力嚙合其齒。致發劇烈之苦痛者。往往有之也。

十二宜緩緩行鼻呼吸　息之出入。爲鼻本務之一。故雖在練習靜坐以外之時間。亦不可以口呼吸。而於靜坐練習中尤然。息之出入。務宜深長。又宜靜緩使自己亦不可得而聞。在岡田式。則吐息之時。膨腹而入力於腹。尤爲必要。此所謂逆呼吸也。當於「逆呼吸」章詳論之。

十三目宜靜閉　開目之際。見外界種種事物。注意最易紊亂。故靜坐練習中以閉目爲宜。然亦不必着力緊閉。唯上下瞼相交不能見物即可。坐禪者以開半眼爲普通。然此乃恐其入睡故耳。在靜坐法。既十分入力於腹。自無入睡之慮。此閉目甚爲緊要。蓋於精神統一上。裨益非淺鮮也。

十四頭直而背骨屈折　靜坐時之背骨。自前後觀之。則爲一直線。然自左右觀之。則於心窩與腰臀之三所。屈折於前後者凡三。而屈折既甚。則身體自短。其安定之度。自亦大增。惟在初學之人。以欲下落心窩之故。往往屈曲其頭於前方。不知頭之屈曲。於心窩之下落。毫無裨益。故頭宜直而不宜曲也。

十五腹力之中心當安定於氣海丹田　氣海丹田之語。昔中國仙術家常言之。而氣海與丹田。名異而實同。其位置當在臍下一寸三分或二寸之處。氣海云者。猶曰以氣充塞之海耳。其意義卽謂精氣、元氣、正氣等之無盡藏也。丹田云者。猶謂生丹之田。丹爲仙藥之義。而丹田卽謂長生不老之源泉也。由是而觀。中國人固早知腹之價値矣。而靜坐法所教之腹力法。其腹力之中心。不在腹上。亦不在腹前。實在腹下也。方其練習之初。入力於腹之全體。及幾度練習之後。入力之範圍漸狹。其時於所謂氣海丹田(卽腹力之中心)之位置。當漸可瞭然。惟如前所述。臍之位置。乃次第由下而上移者。則氣海丹田之位置。固不可以臍爲標準也。然以余之實驗而論。則自覺腹力之中心。在臍下約二寸許云。

上之十五條件。乃瞑目端坐練習靜坐法時之姿勢。依身體之部位由下而上縷述之也。

第三節　坐時姿勢十五條件中特宜注意之點

勿挺胸而挺腹

右之十五條件中最當注意之點。卽岡田式與普通之呼吸法體操法相反對。而嚴禁聳肩挺胸是也。此不挺胸而挺腹。非唯爲練習靜坐法時之姿勢。實自朝至暮。刻刻當實行者。此正岡田式靜坐法特色之一也。

陷入心窩。爲岡田式不斷之姿勢。而欲陷入心窩。必不能以聳肩挺胸而出之。此與老聃所謂虛心實腹者同符。然今日世人。普通皆以聳肩挺胸爲健康之姿勢。此非所謂大惑不解者乎。夫實行靜坐法。凡消化器病、神經衰弱、肺病、心臟病、腦病、耳鼻咽喉病、精神病及其他種種疾患。殆無不可以愈之。且也。瘠者肥。弱者強。畏冷者暖。無乳汁者可出乳。懷胎者可免難產。如是而尙有謂岡田式之姿勢害於健康者。是囈言也。蓋自普通人以及學者敎育家醫者。其惑於既往之習慣而誤解健康之意義者。實繁有徒。此眞一大憾事也。夫健康不當以肩高胸挺等之外觀而判斷之。必其人眞無疾病。筋骨發達。精力充實。心神快爽。能耐勞苦。方足爲健康之明證。若但以外形求之。則失之遠矣。

心窩下落時之注意

心窩之下落。乃靜坐姿勢中最難又最重要之條件也。夫單使心窩下落。亦非至難之事。然岡田式之十五條件中。以挺腹於前突臀於後爲必要。而於臀部突出後方之際。欲同時下落心窩。則非爲十分之練習。决不能有功也。

下落心窩之練習

試於臀尖突出後方之際而下落心窩。則腰之形必頓然一變。突出之臀尖必致縮入。於是體之上方亦向後突出。腰之全體圓矣。如斯之形。謂之落腰。於岡田式最爲禁忌。以落腰之姿勢而下落心窩。本極易易。欲不落腰而下落心窩。則其事良難。又落腰時則心窩自然與胸腹共爲一平面。此於岡田式靜坐之姿勢。全不相合。故學者以練習不落腰而下落心窩爲最要。而此姿勢。有練習半年或一年之久而始能者。又有終不得要領者。其難可知矣。

夫此下落心窩之姿勢。其必要之理。果何在乎。無他。以欲弛緩胸肩頭等心窩以上各部分之力故耳。其不落腰者。亦以欲入力於腹也。入力於腹而腹膨張。則心窩亦易挺出於前方。卽胸與腹成一平面也。故必更下落心窩。以絕胸與腹之連絡。使兩者爲各別之平面而後可。卽入力於腹。同時更須弛去心窩以上之力。則下落心窩。自爲必要矣。此「不落腰而惟下落心窩」之語。聞者頗難索解。又實行更爲不易。故余特施種種工夫而助其理解並資於實行焉。今於此等之工夫。略舉一二如後。

第四節　三折之姿勢及其必要

所謂三折之姿勢者。卽於坐時。臀腹與心窩凡作三屈折之意也。坐時以臀載於兩足踵之上。其時極力使臀端突出後方。則身體於其處爲一屈折。次更十分入力於腹。而挺腹於前方。於是身體再一屈折。以此姿勢而入力於腹。則心窩及胸部。亦自然運力而挺出於前。故此時更當低下兩肩。使背之中部稍圓。又稍稍上舉兩腕而向前收聳胸部以下落心窩焉。如斯下落心窩。而身體更作一屈折。此余所以有三折姿勢之說也。惟此三折之中。腹之一折。與臂及心窩之折爲逆向者耳。

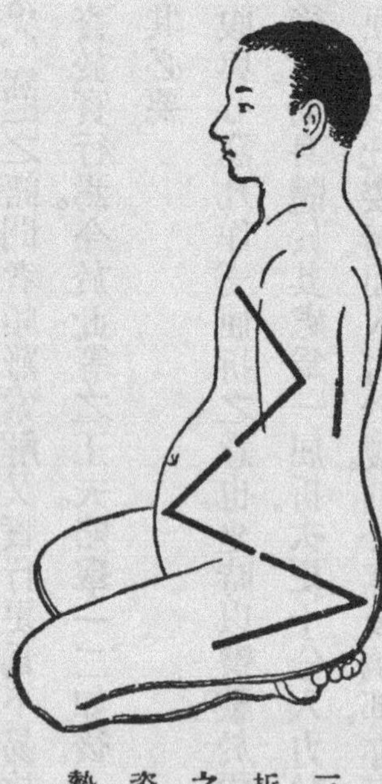

三折之姿勢

三段之姿勢

練習此三折之姿勢。自下而上。分段爲之。最爲便利。即首屈臂。次屈腹。最後屈心窩也。故余於三折之姿勢。亦名三段之姿勢。蓋以臂腹及心窩。各爲一段故耳。三段之姿勢。於始練習時。必不能曲折如志。腹段成矣。而心窩段又敗。或臂段合矣。而心窩段又崩。然此三段。必當同時組成。而不可稍有假借。此中以腹段最易。臂段次之。心窩段最難。故臀端之縮入。腰部之圓形。心窩之挺出胸腹二部之合成一平面等。務宜時時注意而不可稍犯。此三段施行之順序。固以自下而上爲便利。然依此順序而於第一段完成後更作第二段之時。欲保其第一段决不崩壞。則亦未能也。要之。有志者事竟成。其成功與否。惟在練習之熱心何如耳。

脊骨亦當三屈折

身體爲三屈折時。非唯外部見臀端突出於後下腹膨張於前及心窩陷入而已。其內部脊骨。亦當如此圖所示。於臀腹及心窩之三所。爲三度之屈折。夫人之脊骨。於此等三處。本略略屈折。决非爲一直線者。故於靜坐法。使此本有屈折之脊骨。愈益增其屈折之度。斯爲善矣。世之論靜

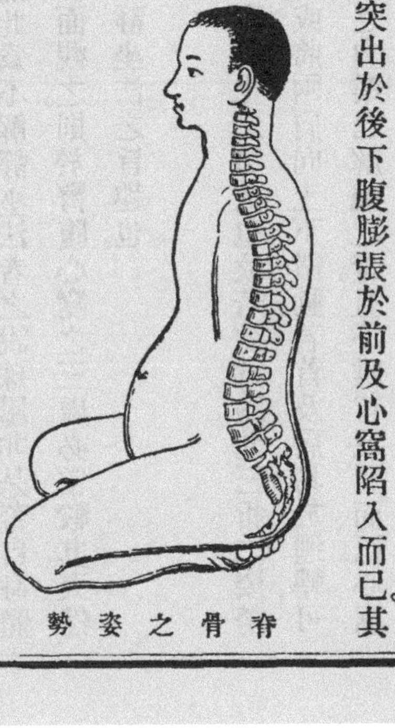

脊骨之姿勢

坐法之書。頗有謂脊骨宜正直者。然此爲不解靜坐法者之說。殊屬非是。蓋自身體之前後觀之。脊骨固宜正直。而自側面觀之。則於臀腹心窩之三處。必當較其天然屈折之度而益屈折於前後。方協於靜坐法之旨趣也。

礩之姿勢

身體所以須三折者。全以欲弛解心窩以上之力故也。故若欲試驗此三折之姿勢已完成與否。則可微迴其首於左右。或將兩肩向上下微動。若首及肩易於迴轉可爲自由自在之動搖。卽爲心窩以上之力業已解弛之證。且不唯首及肩而已。心窩以上之全部。儼如礩之上石。可向左右前後。迴轉自如。而心窩則與礩之中心無異。然苟非其腹收集全身之力。如礩之基石牢不可動。則必不克臻此。苟一突其肩而自腹迄腰。悉爲牽動。則胸與腹之連絡未斷。卽未成礩之姿勢之鐵證也。

三折之姿勢所以重要之理

三折之姿勢。曷以重要。此蓋有種種之理由焉。以下於「腹力」之章。當詳論之。茲略述其大要如左。

一以欲集注全力於下腹故　岡田式靜坐法之要領。在集注全身之力於下腹。而三折之姿勢。則爲其所必要。夫爲此姿勢之目的。如前所述。以欲解弛心窩以上之力之故。然非徒解弛而已。此被解弛之力。又當集注於臍下丹田也。如是則心窩以上之部分。雖可自由迴轉於前後左右。而下腹終安如磐石而不可移動矣。所以弛去心窩以上之力者。固以欲集注此力於下腹之故。然又自他方面考之。欲集注全身之力於下腹。而心窩以上之力。自然解弛。如此解之。亦無不可。要之。三折之姿勢。最爲必要而不可或忘也。

二以欲免心臟及肺臟之壓迫故　最初行腹力法時。則心窩以迄胸部。亦無不爲力所充實。此普通必然之勢也。如是則腹與胸將合爲一平面而心臟及肺臟。自然被其壓迫。而動悸不寧。呼吸促迫矣。浸假而頭腦亦蒙其害。是因靜坐而反致心臟病及腦病矣。若不落腰而陷入心窩。心窩以上之力全行解弛。故胸部不至充實。心窩既弛緩。則胸與腹之連絡全斷。心肺二臟自不被壓迫。且必有心神快爽之感矣。

三以欲安定全身之姿勢故　聳肩挺胸之姿勢。卽所謂胸腹合爲一平面之姿勢也。外觀似極有精神。而實則爲身體極不安定之姿勢。故此等人乘電車而少感動搖。苟不攀附於懸垂之革帶。未有不傾仆者也。若此三折之姿勢。則脊骨爲三度屈折。故身體短縮而穩定。不易倒仆。夫乘電車之人。受電車之動搖。而不攀附革帶。能穩定不仆者。殆不多覯。故我輩無論坐立步趨。常作三折之姿勢以短縮其身體焉。

四以欲中和一切之震動及打擊故　三折之姿勢既成。心窩以上空虛。全身之力充實於臍

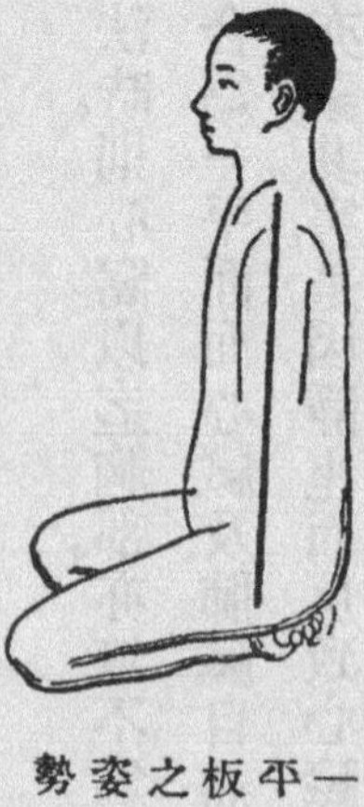

一平板之姿勢

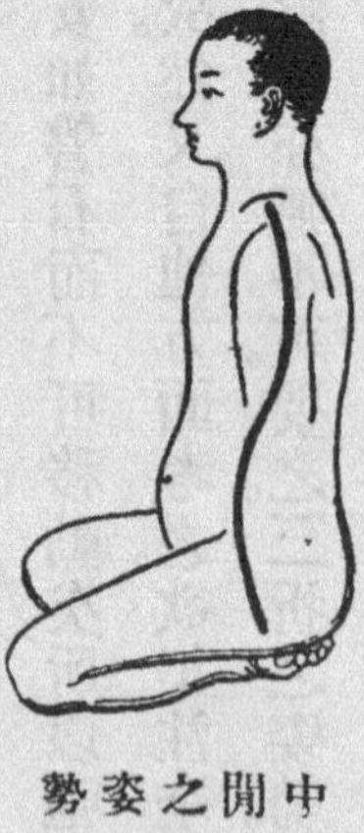

中開之姿勢

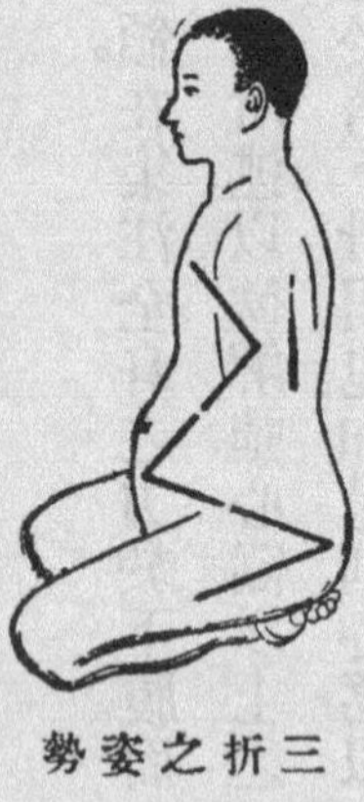

三折之姿勢

下丹田。則不唯身體安定而已。且自上下前後左右所來之震動及打擊。皆得而中和之。其效甚大。今假定自高所下墜。若胸與腹成爲一平板之狀。胴部爲一直線。則其震動將自足而波及於頭矣。然若身體作三屈折。則震動自足而達於頭。其中須經三度之挫折。而其力遂歸於和緩。故頭可不受其影響也。故我等若常勉行三折之姿勢。而短縮身體。不爲聳肩挺胸之狀。則無論處何地位。身體常安靜而平和。卽精神亦若是矣。

第五節　半圓形加減之姿勢與臍之位置

半圓形加減之姿勢

今欲使人理解不落腰而下落心窩之姿勢。特創爲半圓形加減之說。其說明如下。今就普通姿勢極善之人。自其側面觀之。其前方胸與腹殆爲一直線。後方則背中與腰亦爲一直線。卽所謂一平板之姿勢也。其式如圖所示。今試於其前方。先自心窩減去半圓形。而以此所減半圓形。加於下腹。又於其後方。自腰部（卽背中與臀

之間）減去半圓形而加之於臀。此所謂半圓形加減之姿勢也。（觀圖卽明）

姿勢不善之人。其端坐時。後面自背中迄臀。全體圓形。如猫背然。其前方則腹部凹陷。胴部折而爲二。宛如新月。故稱爲新月之姿勢。此最不健全之姿勢。而大悖於岡田式靜坐法者也。

新月之姿勢與滿月之姿勢然如爲半圓形加減之注意。臀端突出於後方。同時而臀上之腰。當向前而彎曲。又心窩下落。同時下腹如抱滿月而膨於前方。此膨腹之形。特稱爲滿月之姿勢。以新

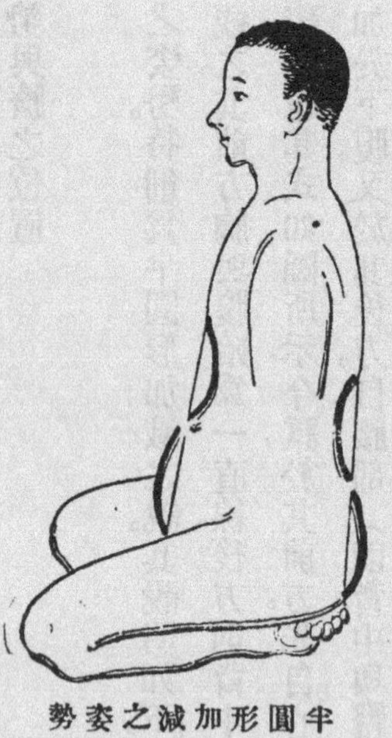

半圓形加減之姿勢

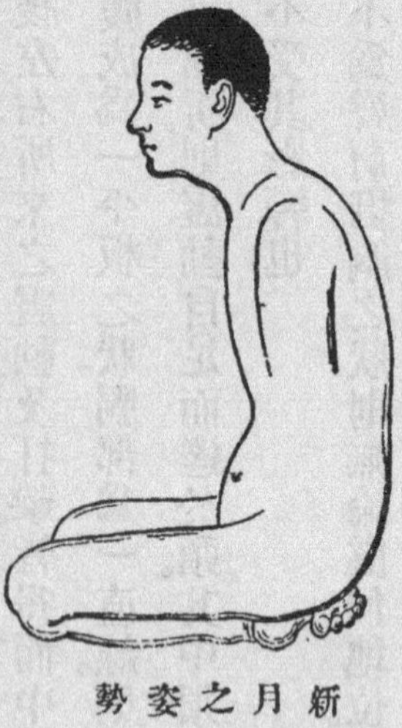

新月之姿勢

月之姿勢而坐。則下腹凹陷。胴部於此處殆爲雙折之狀。故其膝頗長。若以滿月之姿勢而坐。則心窩下落下腹膨出。故其膝甚短。要之。靜坐時能常爲短縮其膝之注意。則差矣。

臍位之變化

下落心窩運力下腹之練習旣久。當發見極有趣味之一事。其事非他。卽臍位之變化是也。人聞此語。當無不咄咄稱怪。而實確有其理。蓋下腹（臍下之部分）逐漸膨大。而上腹（臍上之部分）逐漸短縮。

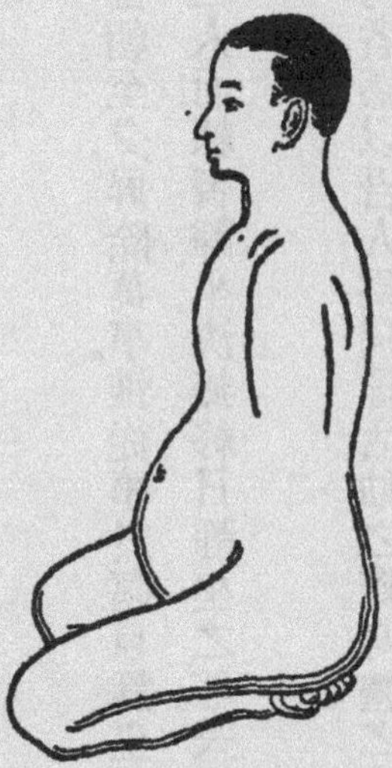

滿月之姿勢

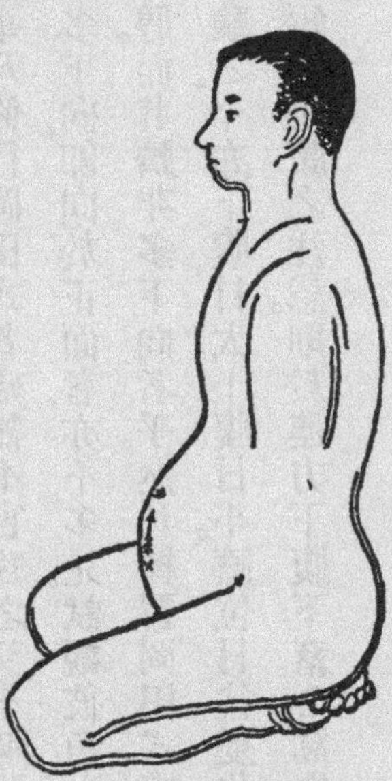

臍位之變化

臍之位置自漸漸由下而上矣。此事凡修行岡田式者。殆無不實驗之。又不解岡田式之人。其腹縱極膨大。而其臍必多下向。卽向於正面者。亦不多見。試觀彼角力之人。其身體如何肥碩。腹部如何膨脝。而其臍非多下向者乎。然凡練習岡田式成功之人。其臍無不上向者。卽余自身驗之。今亦下腹日大。上腹日小。臍位日益變化而上向矣。凡練習靜坐法者。苟常爲短縮上腹之注意。則於運力下腹下落心窩之事。當大有裨益也。

第六節　不斷之姿勢及其十條件

不斷之姿勢

靜坐之利益。旣如前述。然吾人果能自朝至夕。屏除萬事。惟從事於瞑目靜坐乎。夫人而知其不可也。夫以活動於社會之人而練習靜坐。決無終日靜坐之理。夫然而此不斷之姿勢。在所必要矣。

此不斷之姿勢。所以異於坐時之姿勢者。蓋以吾人爲種種活動之際。身體之姿勢。

須隨而變化。故其條件。不得不減。例如讀書以目。作字以手。語言以口。步履以足。於此種種活動之時。各部分不得不爲相當之動作。故靜坐姿勢之十五條件。欲一一而應用於不斷之姿勢。在勢有所不能。然此靜坐姿勢之條件中。有不論何時（除睡眠時間）皆當實行者。卽不挺胸而張腹。不落腰而下落心窩。所謂三折之姿勢是也。自脊骨方面言之。則亦於臀腰心窩三處向前後而屈折。不論起立步趨。皆當作此姿勢。故對於靜坐之姿勢而稱爲不斷之姿勢焉。

不斷姿勢之十條件

玆由靜坐姿勢之十五條件中。摘取十條列左。卽余所謂不斷之姿勢也。

（一）臀當突出後方

（二）腰當屈於前方

（三）腹當挺出而運力

（四）當廣開兩膝而收窄肛門

(五)下落心窩勿高挺胸部
(六)縮上腹而伸下腹
(七)低下兩肩而背中稍圓
(八)氣息出入以鼻尤宜靜緩
(九)作三折之姿勢而短縮胴部
(十)以腹力之中心安定於臍下丹田

第七節　定時之靜坐及姿勢之目的

定時靜坐之必要與其練習之度數

不斷之姿勢。苟非於睡眠時間。決不可有須臾之怠忽。固也。然此不斷之姿勢。假使能時時勵行。無少懈忽。則尙須特定時間而練習瞑目之靜坐否乎。此亦一問題也。茲爲解答如下。

有爲靜坐萬能之說者一若人苟能靜坐。身亦修。國亦富。社會萬事。無不治理矣。此乃一方極端之論。且混同「定時之靜坐」與「不斷之姿勢」而忘其區別。故別無辯答之價值。然又有謂人苟能勵行不斷之姿勢。更不必別定時間以練習靜坐者。此亦極端之論也。夫不斷之姿勢。縱能始終實行。然一日之中。衆務勞形。豈能專意壹志。遊心於靜坐之樂境。領略其妙味乎。故一日間。至少須朝晚二度。特定時間。瞑目靜坐。以余而論。當始習靜坐法之一年中。每日瞑目靜坐。不知幾何次。至於今日。則朝自六時半至七時。靜坐三十分。夜則於就寢之前。亦靜坐二十分至三十分。以爲定則。此外更於良好機會時。卽練習靜坐焉。世又有謂旣爲定時之靜坐。卽不必別行不斷之姿勢者。然專爲定時之靜坐。較之全不靜坐者。固有間矣。而要未能得十分之效果也。欲得十分之效果者。苟非於定時的靜坐以外時時實行此不斷之姿勢。豈尚有他法乎。

故吾人苟一旦實行靜坐法。則於不斷之姿勢。必常使身體爲三段之屈折。而不稍怠於腹力。又於靜坐之姿勢。必當每日設定時間而實行之焉。

靜坐之姿勢以安心爲目的

如上所述。靜坐之姿勢。惟以欲集注全力於下腹之故。換言之。卽欲使天君安定也。然上所舉條件之中。尙有未陳其理由者。今補述如下。

一低下兩肩收窄胸部之目的　靜坐之姿勢。其肩與胸。與普通之姿勢全相反對。然靜坐之姿勢。不惟於健康上無害而有益。且於精神修養上亦大有關係者也。夫挺胸聳肩者。乃外強中乾、神經過敏、躁急易怒之姿勢。必致心窩以上充血、身體全部營養不良、元氣精力消沈、心神跼蹐不安者也。故苟欲寧靜頭腦安定天君者。豈可不解弛心窩以上之力而悉集注於臍下丹田乎。

三組手疊足之目的　組手疊足者。亦以欲集注全力於下腹得安定不動之姿勢故也。至兩方手足之孰上孰下。在所不論。惟任其自然可耳。又於久坐之際。足之上下。彼此交迭。亦無不宜。又組手之狀。若左右之指。一一相組合。則力易充入手部。注意亦易集於其處。故當以一方之五指握一方之拇指焉。

五閉目及緩靜呼吸之目的　目於身體諸機關中。爲最靈活者之一。且於精神作用。有直接之關係。閉目則與外界相斷絶。於精神之統一。至有裨益。坐禪者以防睡魔發生。故普通多半合其眼。而既行腹力法。則雖久久閉目。亦無入睡之虞。又口以飲食言語爲本職。故苟非有非常之情事。呼吸必不可以口。且由口呼吸。則其息自易於粗急。故欲安定天君者。以鼻呼吸爲必要。而尤以緩靜爲宜。至其詳當於次章論之。

第三章　逆呼吸

第一節　靜坐法與呼吸法之差異

靜坐法非呼吸法

有以呼吸之事詢於岡田先生者。先生必曰。『苟始終入力於腹。則呼吸之事。不必深究。但任其自然可耳。』卽此而思。則靜坐法與呼吸法。固顯有區別矣。呼吸法之中。有胸式呼吸、腹式呼吸等名稱。要皆置重於呼吸者。而靜坐法。則惟置重於腹力。

呼吸猶其次也。又靜坐法有坐時姿勢與不斷姿勢之區別。而於呼吸法。則無此別也。

差異

靜坐法與呼吸法之差異。凡有二端。述如左。

一靜坐法爲時時可實行者　或有謂呼吸法與靜坐法。皆可時時實行者。而實不然。呼吸法必有意爲之。始可完成。欲自朝至夕實行無間良難。當其爲他種活動之際。勢不能同時勵行呼吸法。然靜坐法不斷之姿勢。則舍睡眠時間以外。無時不可勵行之。前述之「定時之靜坐」。此乃與呼吸法同。非可常實行者。而不斷之姿勢。則固可與他種活動同時兼爲之也。其異於呼吸法者此其一。

二靜坐法之呼吸全爲逆呼吸　岡田先生雖有呼吸任其自然之語。然此任其自然之呼吸。乃所謂逆呼吸。決非普通之呼吸也。夫此逆呼吸之名稱。實非岡田先生所自定。並不知起於何人。而言者既多。遂與岡田式靜坐法相聯結。今且有與靜坐法混而爲一者矣。岡田式之呼吸。純爲逆呼吸。逆呼吸以外之呼吸。全未之有。故凡練習岡田式者。其所謂呼吸。皆當以逆呼吸視之。岡田先生所謂任其自然之呼吸。卽此逆呼吸也。然則果當以何種呼吸爲自然呼吸乎。此亦一問題矣。試遍讀各生理書。就新生兒之呼吸及吾人睡眠中之呼吸而研究之。皆以普通之呼吸法爲自然之呼吸。固無可強爭者也。又卽動物研究之。亦然。則自人類以至各動物。其自然之呼吸。決無所謂逆呼吸者明矣。然則果以何者爲正式之呼吸。固無一定標準之可言也。世人稱靜坐法之呼吸爲逆式。而自靜坐法觀之。則亦可謂普通之呼吸爲逆式。然名稱如何。本無甚關係。苟不背於實際。斯可矣。要之。旣以普通之呼吸爲正式。則靜坐法之呼吸。卽確爲逆式。惟自靜坐法上言之。則謂此爲正式之呼吸。亦無不可。總之。岡田式之呼吸。確與普通之呼吸相反。今謂岡田式之呼吸爲逆呼吸。聞者庶可免於誤解乎。

第二節　逆呼吸及其練習

逆呼吸之解說

逆呼吸者何乎。卽吐息時而膨腹者是也。何以言之。普通之呼吸。其吸息時。先膨肺。繼而膨腹。吐息時。腹先凹陷。肺繼之。而腹凹陷時。下腹之力遂弛。此普通呼吸法也。在岡田式。以腹力永久不弛爲第一義。故吸息之際無論矣。雖吐息時亦務使腹不凹陷。吾人呼吸。吐息時皆有凹腹之習慣。今欲使其不凹。故於吐息時。須特注意而入力於腹。此逆呼吸法。當於練習靜坐法之始。定時練習之。迨練習既久。下腹之力可永不復弛。則自能於不知不識間而爲逆呼吸矣。蓋練習之功既至。雖無意使逆。亦自有不得不逆者。故呼吸若不能逆。其人於靜坐法。必尙無所得。則此逆呼吸之能否。固表示靜坐法練習之程度者也。惟逆呼吸者爲入力於腹所必需。人苟不能入力於腹。則雖爲逆呼吸之練習。亦無益也。

逆呼吸之練習

此逆呼吸。迨後雖能自然營之。然其始以練習爲必要。而其練習之法。卽先於吸息之時。極力聳肩挺胸。同時而凹陷其腹。至達於極點。不能復吸。於是更吐出之。吐息之始。漸漸低肩收胸。又極力膨大下腹至吐盡始已。吐息至盡時。卽腹力最充實之時也。又吸息達於極點之時。卽爲腹最凹陷之時。故腹隨於呼吸而或膨或凹焉。呼吸關於腹之盈虛者如此。故逆呼吸之練習。決不可忽也。

腹部之筋肉感覺

自生理上言之。腹凹之時。卽橫隔膜自下而上舉之時。腹膨之時。卽橫隔膜自上而下壓之時也。橫隔膜如此之上下運動。在普通之人。欲臻此境頗有所難。然苟練習腹運動至某程度。則自易易耳。所謂某程度者。卽腹或膨或凹。力或聚或弛。至於得

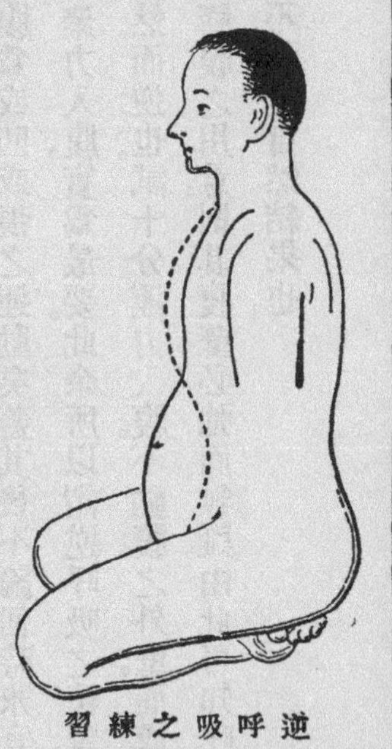

逆呼吸之練習

一種筋肉感覺。又可利用此筋肉感覺。而使腹自由運動是也如是則逆呼吸可由勉強而達於自然矣。

逆呼吸之練習與不斷之逆呼吸有別

然吾人有不可不切記之一事。卽吸息時之凹腹。惟於練習逆呼吸之時爲然。而於他時雖吸息亦當膨腹而集注全力是也。夫練習逆呼吸而於吸息時凹腹者。全以欲得腹部之筋肉感覺。而理解吐息時膨腹之方法耳。故一朝得此方法。逆呼吸之練習。卽非所必需。且更當禁止其腹爲或凹或張之運動矣。蓋其後不論何時。永宜膨張其腹。不關於息之出入。而常聚力入腹。實爲最要。此余所以謂逆呼吸之練習。於最初爲所必需。至後則呼吸自然而逆也。試十分運力入腹。不動腹之外壁。而或吸息或吐息以觀之。吐時苟不爲膨腹之用意。則其腹壁必弛而無疑。由此可知呼吸之逆者。全爲聚力於腹而腹壁不弛之自然結果也。

逆呼吸練習之五條件

練習逆呼吸必須之條件凡五。示之如左。

(一)口宜常閉。吸息及吐息。必當以鼻。

(二)一吐一吸合爲一息。一分間以一次爲極度。

(三)吸息時宜比較的稍速。吐時務宜遲緩。

(四)吐息時。當下肩收胸。而十分膨腹。

(五)吸息時。當舉肩張胸而十分凹腹。

今就此等條件考之。「逆呼吸之練習」與「不斷之逆呼吸」惟於第(五)條件有別。其他皆同。此差異之點。實爲吾人最當注意者。蓋於不斷之逆呼吸。(一)吸息之時。自然須略略舉肩而張胸。然決不須特別舉肩張胸也。(二)吸息之時。決不許凹腹。並須十分入力於腹也。

呼吸生命精神三者之關係

自昔之人。皆謂呼吸與生命。生命與精神。共有非常密切之關係。而以爲呼吸即生命。生命卽精神焉。卽在今日。亦以呼吸之有無而爲生死之判斷。如英語之(Animal＝「動物」)卽由拉丁語之(Anima＝「呼吸」)而來。又(Spirit＝「精神」)亦本於希臘語之(Spiro＝「呼吸」)也。

今自學術上考之。所謂精神者。果爲何物。決不能得明確之解釋也。然謂呼吸作用與精神作用有密切之關係。則實無所疑。此於人類之經驗可證明之。例如精神激動之時。必爲呼吸促迫之時。精神平和之時。亦必呼吸平和之時。故欲平和精神當以平和呼吸爲必要。今靜坐法之逆呼吸。務調整出入之息而使之平和。則天君自泰然矣。

睡眠中亦爲逆呼吸

關於睡眠中之呼吸法。自理想的言之。大畧如次。

岡田式靜坐法。世人往往誤解。謂爲全不講呼吸法。又無息心調和法。而不知岡田式決不輕視呼吸之調節也。前述之逆呼吸。非岡田式特色之一乎。岡田式於逆呼吸以外。決無他種之呼吸。又其逆呼吸。決非但行於瞑目靜坐之時。自朝起以迄夜寢。無時不當行之。且睡眠時間中。亦不可稍輟。靜坐之不斷姿勢。惟於睡眠間中止之。逆呼吸則雖睡眠亦不可中止。如此差別。宜時時切記也。

以上所言睡眠中之呼吸法。本屬於理想的。然設有人問余睡眠中果行如是呼吸法乎。余必答之曰『余今於睡眠以外。殆無時不自覺呼吸之逆者。惟於睡眠中果逆與否。則不能確知。然必不能完全爲逆呼吸。要無可疑。三年之修行尙不能達於如斯理想之域。惟有更熱心練習之耳。然今於將眠及初醒時。自胸腹之姿勢觀之。余睡眠中之呼吸。亦有欲逆之傾向。則爲極確之事實也。』

呼吸之調節

逆呼吸必當以鼻而不可以口。又當極其靜緩。其音使自己亦不可得而聞。呼吸之度數。以任其自然爲宜。然於坐時務當節少蓋呼吸宜靜而深長也自生理學書考之。大多數之人。一分間以十八回呼吸(一呼一吸爲一回)爲普通。而兒童與老人。

則常不止此數。又雖在青年及壯年之人。而於疾病之時、運動之後、被酒之際、或陡遇意外之事。亦間有減至十八回以下者。然普通則唯有增而無減也。而岡田先生則言靜坐之時。一分間呼吸一回。亦理想的之呼吸耳。但其中吸較短而吐宜長。自余之經驗言之。有時刻意欲依岡田先生之言。減呼吸爲一分時一次。亦非不可能之事。然不注意呼吸而靜坐之時。余之呼吸。長時約一分間二回。短時約一分間四回云。一分時二回。則一回之呼吸須三十秒。呼息約十秒。吐息約二十秒。一分時四回。則一回之呼吸止十五秒。呼息五秒。吐息約十秒也。

逆呼吸爲方法而非目的

精神靜而呼吸亦靜。又呼吸靜而精神亦靜。全力集注於下腹。精神安定於丹田。衷心自寧靜而平和。靜坐法之最後目的。實在於此。要之。逆呼吸者。不過爲集注全力於下腹而得中心平和之方法。及一朝全身之力。常充實下腹。吸息及吐息時。腹力亦決不稍弛。此卽逆呼吸完成之證。不必更嘵嘵於呼吸矣。

逆呼吸之仰卧式練習法

欲得逆呼吸之腹部筋肉感覺。自以逆呼吸之練習爲必要。而以余之實驗。則仰卧式之練習。尤較端坐練習爲有效。其卧時用枕與否。可隨人之自由。而最宜切記者。卽卧時身體之一切姿勢。須嚴守靜坐法之坐時姿勢是也。閉目緘口組手之外。又當稍稍開膝收緊兩臀而狹窄肛門。背與臀貼附於牀。腰則須與牀相離。使可容一拳之位置焉。

余習靜坐法數月至一年間。每日遵此法以練習逆呼吸。不知幾何次。此仰卧式之練習。背與臀貼附於牀。故於胸之上下及腹之伸縮。感覺甚易。而於得腹部之筋肉感覺。非常便利。此余所以對於不能逆呼吸之人。常獎勵此仰卧式之練習法也。

第三節　鼻呼吸及其利益

鼻呼吸

今欲調節呼吸。以用鼻呼吸爲必要條件之一。若以口代鼻。則呼吸自易粗大。蓋口腔甚廣。多量之空氣。可一時侵入於咽喉也。若鼻孔則甚小。且鼻腔亦遠視口腔爲狹。故以鼻呼吸。決無粗大之虞。惟習於以口呼吸之人。一旦閉口而由鼻呼吸。則恆覺其狹隘不適。然此乃由於習慣。苟稍事忍耐。必可改良習慣而以鼻自由呼吸矣。

呼吸爲鼻之本職

呼吸作用。爲鼻之當然職務。然常人則多攘奪鼻之職務而使口任之。試就市人一爲研究。日常無意識而開口者。十人中約居其三。然實際則當有五人。卽全體之半也。若田舍之人。則尙不止此數。夫開口之人。亦非必不能以鼻呼吸。然開口而仍由鼻呼吸。非經特別之練習不爲功。普通決不能之。近處有大孔而仍由遠處之小孔以出入氣息。非極不自然者乎。故日常開口之人。皆斷定爲以口呼吸者可也。

口之本職爲飲食言語

口之本職。在於飲食言語。然常人一若以呼吸爲口之本職者。於是其鼻殆全失當然之職務。而唯爲面之飾品。或專視爲鼻汁之排泄所矣。此吾輩所以不得不極端主張鼻呼吸也。世間唱導深呼吸及腹式呼吸者甚多。然實行鼻呼吸及唱導鼻呼吸者則頗鮮。非一極可異之事乎。

鼻呼吸之利益

鼻呼吸之利益甚多。試舉之於左。鼻呼吸既有利益。則口呼吸之不利益。亦從可知矣。

一防冷空氣之入肺　以口呼吸之人。寒冷之時。必吸入冷空氣於肺中無疑。此事實甚危險。多數之感冒。實肇於此。又以此爲遠因而至罹肺病及其他疾病者。亦決不尠。若以鼻呼吸。則鼻腔較爲細長。空氣温暖之後。始入於肺。此等危險自少。故彼肺病患者所用之「呼吸器」。在於實行鼻呼吸者。全爲無用之長物矣。

二鼻毛可防有害物之侵入　嬰兒初生。即有鼻毛。此決非偶然之事。於此大可覘造化之意匠焉。蓋於空氣通過鼻孔之時。此鼻毛實爲濾淸之作用者也。以是而空氣中所含之塵砂黴菌及其他之有害物質。皆不得侵入。故鼻毛決不可削除之。蓋如此不唯有受傷及病毒傳染之危險。且亦蔑視天然之保護者也。

三鼻之黏液有殺菌及調節溼氣之用　鼻腔之腔膜。常分泌一種之黏液。此黏液對於某種黴菌頗有殺菌力。故爲鼻呼吸之人。自然得此殺菌力之利益。然則常以口呼吸者。非故意放棄此利益乎。又鼻之粘液。不唯有消毒之效。且能調節空氣之溼度。蓋空氣通過鼻腔之際。必攝取適當之溼氣。而後吸入於肺也。故以口呼吸之人。以欲調節空氣之溼度。而口中之溼氣。常被攝取。口液自不免乾燥。試觀口及脣常乾燥者。非皆以口呼吸之人乎。故睡眠後以口中乾燥爲苦者。苟能實行鼻呼吸。自無此患矣。

四嗅覺銳敏　常爲鼻呼吸之人。其用鼻靡有已時。故嗅覺之作用。視彼以口呼吸者爲多。則嗅覺自當銳敏。在以口呼吸之人。觸於腐敗之物。不能十分感覺其臭氣。故有飲啖腐敗食物之危險。又此等人。對於物件焚燒之臭氣及其他有危險之臭氣。其嗅覺無不遲鈍。故遭遇危險之事。自較多也。

五可愈腦病　腦病有種種之原因。豈可皆以鼻呼吸愈之。然腦病之中。由鼻加答兒（鼻內膜炎）而來者不少。此種腦病。確可由鼻呼吸而療治之。苟有用鼻呼吸之習慣。則鼻汁之流出自少。並可無鼻塞之患。鼻加答兒等自然消滅。以此而愈多年之腦病者。往往有之。

六睡無鼾聲　閉口而寢者。雖亦有鼻息。然不聞大鼾之聲。鼾聲如雷之際。試觀其人之口。必無不開者。若閉其口。則鼾聲立止。人在睡眠中。固毫無意識。然苟平時習於鼻呼吸。則雖酣眠時。亦必閉口以鼻呼吸矣。

七可已動悸　行鼻呼吸而入力於腹。可得精神之寧靜。已如上述。彼以口呼吸之人。其息粗大。故易致喘息。息喘時其結果必心悸亢進。緣是成不治之心臟病而致命者。往往有之。若以鼻呼吸。則氣息通行之路。細而且長。故不起喘息而動悸自已。則凡患心臟病之人及恐罹心臟病者。亦以勵行鼻呼吸爲宜也。

八口端緊締　自人相學上言之。亦謂口常哆然開張者。決非佳相。凡口哆開者。確俱良矣。而婦人多。若常爲鼻呼吸之人則口端自然緊締。卽心亦自然檢束而容貌及品性人多。都會之人少。田舍之人多。青年壯年之人少。老人及兒童多。又比較的男子少爲心無檢束之證。卽其人必怠惰無疑也。試觀具此相者。有教育之人少。無教育之

九可免露齒　以西洋人與東洋人較。西洋人露齒者少而東洋人則多。同爲東洋人。兒童絕少而成人甚多。此雖或別有原因。然重要之理由。則以口開張而唇不緊締也。唇旣弛放。則齒自露矣。近人有因治露齒之故。於齒上嵌彈機而伸延其齒者。往往見之。然唇非伸縮自如精巧之天然彈機乎。如常用力以緊縮口端。則露齒自可收藏。吾人幸弗蔑視此天然彈機也。

十鼻高　文明人皆以鼻呼吸。而鼻亦高。野蠻人不以鼻呼吸。而鼻亦低。則鼻呼吸與鼻之高低。其間殆有密接之關係乎。以余所考。若吾人常行鼻呼吸。則將來鼻腔必視今廣大無疑。如此則鼻自可略高矣。鼻之高低。全在軟骨。故其變化當非甚難。

若一分間而呼吸十八回。分別其出息入息而計之。則即三十六回。一時間爲二千百六十回。一日即五萬千八百四十回。如是而五年十年及五十年之間。鼻形豈能不稍稍變化。由是一二代以後。則人殆皆隆準矣。鼻呼吸之影響於高鼻如此。則吾人雖不用現今流行之隆鼻術。亦自有高鼻之希望。而人相亦可得改良矣。

鼻呼吸與腹力法之關係

鼻呼吸利益之多。既如上述。然於岡田式靜坐法之利益。則專在調節呼吸之上。又爲逆呼吸。亦以用鼻爲易。且欲安定全身之重心於臍下丹田。行鼻呼吸時。其效力甚大。總之。欲入力於腹。以用鼻逆呼吸爲最便利之有效方法。即使息靜細。且吐息緩長。決非實行鼻呼吸不爲功。故鼻呼吸與逆呼吸。實有必不可離之因緣也。鼻呼吸之利益如此。故吾人爲自身計。爲子孫計。皆不可忽焉者也。凡欲子孫之健康與其容貌之美好以及熱心改良人種之人。豈可不勵行此鼻呼吸乎。

第四節　吸伸呼屈作用與逆呼吸之利益

吸伸呼屈作用

常集注全力於臍下。尤爲靜坐法之要領。雖於吐息及吸息之時。亦不可或忘者也。又於練習逆呼吸之時以外。任在何時。亦決不稍弛其腹力。今更精密言之。則吐息之時。自然較吸息時入力於腹爲尤甚。前假定吸入時間爲十秒。吐出時間爲二十秒。故單由呼與吸時間之長短言之。其十分入力於腹之時。亦視普通之時爲多。然此亦非謂吸息之際。可弛緩腹力也。在練習逆呼吸時。固有故意弛緩腹力者。然此外則斷然無之。雖吸息時亦必入力於腹。惟於吐息之際。入力爲尤甚耳。換言之。卽吐時與吸時。入力之狀態全然殊異也。不弛下腹之力而吸息之時。空氣入肺。而胸部自膨。胴體自然稍稍上伸。不弛下

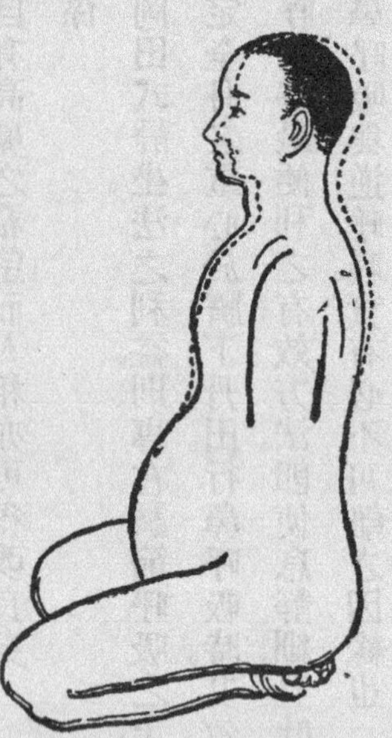

吸伸呼屈作用

腹之力而吐息之時。空氣出肺。而胸部自窄。胴體自然稍稍前屈。此所謂「吸伸呼屈作用」也。而吐息之時。橫隔膜十分下壓。故下腹之力較吸息時尤爲充實。其本已下落之心窩。於吐息時下落尤甚。而此「吸伸呼屈作用」自然完成矣。

「吸伸呼屈作用」之名稱。爲余所製新名稱之一。而其意味。卽謂隨息之出入。胴體略略屈伸。自然有向前後動搖之勢耳。然苟非靜坐之姿勢完成、心窩下落之後。此吸伸呼屈之作用。決不能領會之。蓋吸伸呼屈作用。卽以下落之心窩。於呼息時愈益下落故也。此作用爲練習靜坐法者遲早間必須實驗之過程。又於研究靜坐的身體動搖之際。決不可忘之事實也。

凡事必起於吐息之俄頃

吐息時入力於腹之逆呼吸。不論於營治何事之際。皆極有利益。又當着手某事之始。必爲吐息之俄頃。而起始於吸息之俄頃者。決然無之。此爲日常自然之事實。盡人能自省而知之者也。如發語時。唱歌時。吹喇叭時。哭泣時。笑時。怒時。思想時。聳耳時。狙伺時。動手時。踏足時。坐時。走時。打時。取物時。苟身體有所活動。其起始無不在吐息之俄頃者。又如於柔道將試技之時。於角力相對立之時。於劍術將擊斫之時。亦無不然。而於此等之處。概以呼吸之善惡而定其勝負。例如角力之際。甲在吐息之俄頃。而猛擊在吸息俄頃之乙。此卽以實衝虛之法。而乙之負也必矣。

逆呼吸之利益

所謂吐息之俄頃者。乃就普通人而言。若常行逆呼吸之人。則吐息遠視普通人爲長。且其時腹力益益增加。故可以非常永續之强力而臨於事變。此事於下之「腹力章」當詳論之。兹先述一二有興趣之事實。以供快睹焉。

逆呼吸可免暈船

余於今夏。嘗與兒子二人。乘汽船行役於相州三崎。風浪雖不甚劇。然船頗小。止在百噸內外。自觀音崎迴繞劍崎。直衝太平洋之橫波。浩淼無際。覺舟小如葉。簸動不已。乘客多昏昏如醉。余亦略有暈意。於時益益入力於腹。而勵行逆呼吸之法。卽於船隨波而上之際。爲延長之吸息。隨波下落之際。爲延長之吐息。船上下一次。余呼吸亦一次。須臾間而向之暈意。不知消滅何許。而轉覺隨波上下之可樂。反冀其動搖之勢愈益增劇。庶可一快吾意耳。

且走且歌

余練習靜坐法後。未幾卽學習謠曲。迄今已將三歲。音節亦漸諧矣。某晚。與次兒共訪某友。以相期之時刻差迫。遂疾馳而往。此疾馳之二三十分間。爲逆呼吸不已。而於吐息時仍極力張腹。故雖疾行而息亦不甚喘。且能歌謠如故。逆呼吸之效能有如此者。

第四章　身體之動搖

第一節　靜坐法及身體之動搖

關於動搖之誤解及疑惑

岡田式靜坐法。輸入於余鄉岡山地方。迄今已數年矣。其始傳習此法者頗有誤解。

以為岡田式靜坐法之要領惟在身體之動搖。迄今岡山之人。尚誤會身體苟動搖者。即為了解靜坐法之證云。

然對於動搖而懷疑之人。亦頗不少。實際靜坐會中。許多之人。或搖首。或動手。以種種態度而動搖身體。頗類病狂。其時或發奇異之念。或起不快之感。以致學習之心消滅於無有何之鄉者亦殊夥。而余亦為其一人。始涖靜坐會。見衆人搖動之態。亦頗心厭之。然至後漸次練習靜坐法。又屢加研究。不惟余身實現種種動搖之狀態。且於岡田式靜坐法動搖之理由。亦十分理解之矣。

動搖之種種

靜坐時身體之動搖。種種不一。或動手。或動頭。或動肩。或動腰。頭之運動。亦或前後。或左右。手之運動。亦或縱或橫。而以相握之兩手頻擊下腹者。最為普通。又或端坐而迴轉。或跳躍而回旋。或引吭而狂呼。或出怪異之聲而呻吟。其於三十分或一時之間。屢為同種類之運動者有之。種種變更運動之形態者亦有之。忽靜忽趮。忽如石地藏。忽如夜叉。千態萬狀。不可究詰。此靜坐會當時之實況也。

動搖爲有意乎抑爲自然乎

靜坐之動搖。或有意爲之。或自然出之。此局外者疑問之一也。夫多數練習者之中。有意動搖身體者。亦非無之。然其大部分。決非有意爲之者也。自余之經驗言之。先以靜坐法之姿勢而瞑目兀坐。集注全力於臍下丹田。其時身體自然有動搖之勢。初非有意使然也。夫身體曷爲而動搖。當於後研究之。茲唯斷定動搖之出於自然耳。換言之。卽非以自身意志之力而動搖身體。乃不關於意志作用而身體自然動搖者也。此爲實行靜坐法者所共知。豈有絲毫可疑乎。

無意志與無意識之別

又於動搖之時。實行靜坐法者果有意識與否。亦局外人疑問之一也。然大多數之實行者。必當以有意識答之。蓋我輩數人共靜坐時。不唯知覺自身之動搖。卽他人之動搖。亦無不覺之。又能感外界之震動。如戶外之鳥鳴及鄰家之語聲。亦多感觸於耳。觀此則靜坐之間。大多數之人決非無意識無感覺者也。岡田先生言「自今始」我輩卽瞑目靜坐。至三十分或一時之後。先生言「今可張目」。我輩卽同時起立。自此一事考之。亦可知皆非無意識者矣。

故岡田式身體之動搖。謂爲無意志可也。謂爲無意識則不可。此無意識與無意志。必當明白區別之。我等非不知而動搖。然亦非有意爲之。全以自然而起始自然而繼續者也。但身體之動搖。如於其始或中途而制止之。其事良易。蓋心欲不動斯不動矣。一時間或二時間。皆無不可也。

動搖爲當然乎抑不動搖爲當然乎

動搖爲無意志而有意識者。既如前述。以下當更就動搖之理由而說明之。

於此問題。世間論議甚多。然說明其理由者。殆無一實行靜坐法之人。故其說明。非皮相。卽門外語。豈非一憾事乎。余曾屢以此叩之岡田先生。而先生亦無詳細之說明。惟嘗言及「習靜坐法之人。有動搖者。亦有不動搖者。然但入力於腹而端坐自可漸次理解其故矣』云云。然余聞此言。終不能滿足也。靜坐會之人。有動搖者。亦有不然者。先生之言惟道其事實耳。而動爲當然抑不動爲當然。則殊未明言。余不敏。竊欲一貢其愚見。以質諸同志焉。

動搖爲當然之現象

余之說明。雖不免近於臆測。然竊謂能得其窾要。今且敢自信余說。不惟於理論可愜余心。即證之於多數之靜坐者。亦必無不合。故余深信靜坐時不動搖者。必有一日造於動搖之境。又確信苟會得靜坐法要領及其三特色之人。其靜坐時。身體必略略動搖也。

第二節　動搖之理由如何

靜坐之姿勢與腹力之充實二者相輔而行

靜坐法之身體搖動其理由有二。第一由於靜坐時之姿勢。第二由於腹力之充實。然必二者相合。而始得爲愷切之說明。故靜坐之姿勢。雖如何適當。苟腹力不十分充實。則必不能爲合於岡田式之動搖。又腹力充實而靜坐之姿勢不適當者亦如之。二者果備。則身體自能動搖矣。此余所以謂身體動搖爲岡田式靜坐法當然之姿勢。並謂爲岡田式靜坐法三特色之一也。故靜坐之姿勢。與腹力之充實。其於身體動搖。恰如鳥之雙翼。車之兩輪。苟缺其一。必無濟矣。

有腹力而無姿勢者必不動搖

彼之習坐禪者。非不兀然而坐。亦非全不入力於腹也。然身體全不動搖者。何歟。蓋其姿勢全異於岡田式也。或謂「於呼吸法及坐禪。皆不動搖。而岡田式則動搖。故身體之動搖。於岡田式當亦非必然者。不過偶然之現象耳。」然以余思之。此論實有本末倒置之病。蓋一方動而一方不動。當謂動搖爲呼吸法及坐禪所不需。而於岡田式則爲必然者。云云。方合於論理也。蓋兩者之姿勢及呼吸法以及入力於腹之度。皆相差異。則其結果之不同。實爲當然之事。故若實行岡田式之人。充分入力於腹。而身體亦不動搖者。必其姿勢有缺點無疑。然謂如此者全無岡田式之效能。

則亦非也。身體縱不動搖。然苟姿勢無大繆。又能入力於腹。亦必有相當之利益。唯余所確信。苟深明姿勢之作法。又腹力十分充實者。身體必不能無動搖之現象耳。

靜坐之姿勢爲胴體極易動搖之姿勢

岡田式靜坐之姿勢。既如第二章所述。以兩足之底交相重疊。兩足踵之相距。不過五六英寸。兩臀坐於各踵之上。臀之尖端。務突出於後方。而腰則向前而彎曲。下腹膨大而落於兩膝之間。更下落心窩而絕胸與腹之連絡。弛心窩以上之力。而以其力集注於臍下。至力充分入腹。則身體自輕儼如載於樞軸之上。又如爲彈機之裝置。常有欲動搖之勢。故少有刺戟。加以動機。卽搖搖不自持矣。靜坐之姿勢。實感受此刺戟動機最便利且最銳敏者也。

腹力之充實與筋肉感覺之利用

靜坐法之要領。在於腹力之充實。而腹力之充實。實非易臻之境。有久習靜坐法略能具姿勢之人。不能使腹力充實者不尠。此卽其身體不動搖之理由也。至其姿勢既完成。又十分入力於下腹。則其體必略略振動。惟於其始。入力於下腹。則上腹亦同時入力。以致心窩膨滿。胸部亦感苦悶。然苟忍耐。一面下落心窩。一面膨大下腹。如是練習既久。必可得筋肉之感覺。於時卽可利用此筋肉感覺。而自由弛放心窩之力且入力於下腹矣。練習愈進。則下腹上下左右之筋肉。亦各有感覺。至是遂可自由操縱之。而集注全身之力於氣海丹田矣。

抱持橡皮毬之狀態

全身之力集注於臍下。而下腹膨大。其姿勢宛如抱持橡皮毬之狀。更如由橡皮毬而生頭及手足者然。今假橡皮球爲喩者。亦有理由存焉。完全無疵之橡皮毬。若投之於壁。必起反躍。此反躍之故。蓋以毬着於壁。其中之空氣。大受壓迫。此受壓迫之空氣。自必起反動作用而返於故態。遂不得不反躍矣。若我等之腹。膨張如橡皮毬。則或以外部之刺戟。或以身體他部之動搖。腹之某部分。少受壓迫。必對於此壓迫而起反動。可無疑也。

律動作用與時計之擺

一方既起壓迫及反動。則須臾之間。其他一方。亦必如之。兩方遞感壓迫及反動。而律動作用。於是乎起矣。此與吾人步行時。左右手爲相對之運動正同。此運動既起。苟無外物妨阻或自身故意制止之。則其運動必不稍停。與時計之擺無異。蓋實行岡田式之姿勢。而集注全力於臍下時。其身體之狀。宛如時計之擺。故少有刺戟。全身動搖不已矣。然則謂以靜坐姿勢而充實腹力。無異謂使身體作一種之擺也。

靜坐狀態卽磑之狀態

靜坐而入力於臍下之狀態。卽自臍下以外之部分盡弛其力之狀態也。此狀態可稱爲磑之狀態。已如前述。卽心窩以上之部分。可視爲磑之上石。心窩以下之部分。可視爲磑之下石。(卽基石)胸肩及頭。等於上石。腰腹及足。等於基石。此二部殆全相分離。故心窩以上之部。可向前後左右自由動搖。而其以下之部。則殆安如磐石。泰然不動也。

靜坐狀態卽不倒翁之狀態

此靜坐之狀態。又可以不倒翁例之。不倒翁無手無足無肩無頭。全身之力。皆集於下腹。其重心自安定於臍下。全身殆以腹爲代表自手足以迄於頭。無不潛於腹中。殆如全體皆死而唯腹獨生者。又不倒翁雖數數投擲之。而終必躍起。此以全體之重心在於下腹故也。實行岡田式之人。其身體之重心。亦安定於下腹。故亦不易於倒仆。又縱或倒仆。亦必以反躍而倒。以反躍而起。故身體不易負傷。腦亦不易受震盪也。

不倒翁及動的安定

不倒翁之稱。精密言之。殊未允當。蓋實非不倒。不過易於轉動。隨倒而隨起耳。岡田式之姿勢。亦以全身之重心安定於臍下。故一方如磐石之泰然不動。一方又如鐘。如擺。如不倒翁。對於動搖之感覺至爲銳敏。雖僅微微刺戟。亦得而動搖之。故身體安定。而非固定。靜坐法身體之安定。非死之安定而爲活之安定。非靜的安定而爲動的安定也。更極言之。靜坐法之姿勢。其安定尤有勝於磐石者。正以非靜的安定之姿勢而爲動的安定之姿勢也。

力至則動

我等之身體。不論全體或局部。苟爲力所集注。則必有振動之傾向。試握拳曲肘。十分運力於腕。使有「力瘤」出現。則力之所注。腕自隨之而振動。身體之各部皆然。試十分運力於腰腹。力既集注。則身體必起振動。卽不然。亦必感有振動之傾向也。

余嘗觀長三洲所書之「一」字額。甚愛其變化而有趣。矯健而有力。亦執筆效爲之。乃余所書者。惟如畫一直線。索然無趣。於是又特振動手腕而書之。然有意振動之形迹宛然。毫無自然之致。反劣於前之所書者。夫「一」字不可爲不簡單矣。然長三洲之「一」字。自然矯健有力。又自然振動而富於變化。此以全身之力集注於腹。由腹而腕而筆。自然發現於字也。如但有意模擬其振動。而無眞力以貫注之。適增其醜。苟眞有力焉。則自然變化矢矯而富於意趣矣。

又余爲謠曲之研究。嘗聞師發「阿」或「伊」之音而揚聲高歌時。覺此等極簡單而單調之音。亦決非簡單決非單調。聲浪自然振動而變化無極。其間實有不可名言之妙。余亦引吭而效爲之。則惟有質直之音。而毫無變化。毫無趣味。於時又特震顫其聲而歌之。而所發之音。反視前者爲尤劣。故苟無眞力充實於腹。由腹而喉而口以發聲。則其聲必不能振動而有趣味也。苟眞有力焉。則其聲自有不可名言之妙矣。

第三節　動搖之動機

動搖最初之動機如何

身體既爲確當之靜坐姿勢。又集注其全力於臍下。且感覺至極銳敏。當此之際。其使身體動搖之最初動機。果發於何處。又如何而發乎。此其故當於下詳之。

夫此最初之動機。歸之於模倣、或暗示、或自動現象、或觀念作用、或自己催眠、或感應作用等之精神的理由。固皆無不可。然以余考之。不借精神的方面之助力。而但以肉體的動機說明之。亦無不可。且於肉體的動機中。但以身體自然的（卽機械的）動搖而說明之。亦極能圓滿也。

吾人亦動物

自生物學上考之。吾人非唯爲生物。且亦動物也。既爲動物矣。則動者其自然。不動者乃爲不自然也。又自生理學上研究我等動物之身體。則身體之各部。決非靜止。而常繼續爲某種之動作者也。眼亦動。舌亦動。胃亦動。腸亦動。肺亦常以規則的而動。至於心臟。不唯時時鼓動。且又由其伸縮而使血液循環於全身焉。其他如皮膚、筋肉、骨、腺、神經及腦髓。皆各各從天性而活動。雖全身到處之細胞。亦常爲某種之動作以全其職務。而此等之動作。皆不外於動搖也。又此等之大多數。雖於睡眠中無意識之間。亦多繼續其動搖者。或爲內部的動搖。或爲對於外物之動搖。或爲全體的。或爲局部的。又或爲常住不斷的。或爲定時的及間歇的。故自全體言之。雖身體對於外物爲靜止之狀態。而其時內部之動作。依然起一種之動搖者也。

絕對的不動決不可能

吾人試於二三分間。繼續爲絕對的不動之姿勢。則必至感局部之苦痛或全體之不適。而欲消除此苦痛或不適。自然或動手或動足或動頭而不能自已。動物之動爲自然者。絕對的靜止之狀態。在動物實不自然。卽決不可能之事。此正所以有動物之名也。絕對的靜止。無論何人皆難能之。試觀攝影之時。止俄頃耳而欲全然靜止。已大爲不易。則吾人身體。固無時不爲意識的及無意識的之種種動搖者也。

一、吸伸呼屈作用＝呼吸

前呼吸章所言之吸伸呼屈作用。實爲身體動搖最初動機之最有力者。蓋吾輩雖如何靜坐。決無不呼吸之理。而其呼吸爲逆呼吸。固無待言。既爲逆呼吸。則肺必略爲伸縮之運動矣。靜坐法練習之結果。全身之力。集注於臍下。故臍下常十分緊張。呼吸雖如何激烈。而下腹之皮。全不伸縮。又全無動搖之感。然於臍以上如心窩及胸等處。欲其全無動搖。毫不感何等之變化。則決所不能。卽吸息時而肺膨。吐息時而肺縮。故吐息時心窩必十分下落。又吐息時則背多屈。吸息時則背略伸也。

呼吸爲動搖之動機

靜坐與結果腹力十分充實。全身宛如時計之擺。爲極易動搖之狀態。此吸伸呼屈之作用。與呼吸相共繼續時。身體亦隨之而爲前後動搖之狀。故此動搖之速度。殆與呼吸之速度相平行。例如一分間呼吸一次。動搖亦一次。呼吸二次。動搖亦二次。如前所云。呼吸一分間普通十八次。則動搖亦普通十八次也。

二心臟之鼓動＝脈搏

發起脈搏之心臟伸縮運動。卽所謂鼓動。亦動搖之最初動機中極有力者也。呼吸一分間十八次爲普通。而脈搏則平均一分間七十次爲規則。又呼吸作用。苟加以注意。卽可覺之。而脈搏作用。則必壓迫心臟或觸於手足等之動脈部分。否則或頭痛。或受創傷。或處於不自然之位置。以致起焮衝充血。妨害血液循環之際。又或發熱。或醉酒。或運動之後。或感情激昂之時等。始得感覺之。若普通則決不能也。

脈搏爲心臟鼓動之結果而其音響卽血液適應於心臟鼓動而循環全身之證也。呼吸之運動較心臟鼓動尤爲劇烈。然其運動之範圍狹。言之。則在於胸部。廣言之。亦以上半身爲限。若夫心臟之鼓動。但就心臟而考之。固至狹而弱。然脈搏則自頂放踵。瀰漫於全身。其範圍甚廣。而勢力亦強。且呼吸可自由略略增減其度數。至於脈搏則唯飲酒及劇烈運動等。略可增加之。欲單以意志之力而直接左右之。則決不可能也。

脈搏爲動搖之動機

脈搏之速度。一分間七十次。其範圍亦視呼吸爲廣。而瀰漫於全身。故其爲身體動搖之動機。實爲最有力者之一。余於練習靜坐法身體爲機械的及律動的動搖之際。有二種之自覺。(一)動搖極徐徐之時。覺其動搖與呼吸相一致。而爲一呼一屈一吸一伸之調子。(二)動搖較速之時。自按動脈之部分。覺身體之動搖。與心臟之鼓動相調和。對於一鼓動約爲一動搖之比者。其時最多。但對於一鼓動爲二動搖之時亦有之。又對於二鼓動爲三動搖之時亦有之。要之、身體之動搖、對於心臟之鼓動。必爲一定之比例，卽二者互爲乘數的關係。決非以不規則而動搖者也。

第四節　身體之律動

律動之出現

依某種最初之動機而身體始感動搖之時。不論其動搖之如何微弱。身體必立卽感知之。在不習靜坐者所不能感覺之微弱刺戟。靜坐者亦必能感知之。蓋實行靜坐者之身體。感覺至極銳敏。一旦開始動搖之時。宛如橡皮毬。又如時計之擺。因動搖而起反動。又因反動而更起反動。身體動搖之速度。遂逐漸增加。又擴大其範圍而爲劇急之動搖。遂演出前述之千態萬狀焉。故苟非有意妨阻其動搖。決不靜止。且其運動爲律動的。自然感一種之愉快而歡迎之。希望其繼續不息焉。

律動之應用

此律動之最初動機。如心臟之鼓動及肺臟伸縮之呼吸。固爲吾人身體所必具。且因靜坐法之練習。身體全部。可一致而爲機械的及律動的之動搖不寧唯是。一旦理會此中之消息。則我等靜坐以外之時。不論何事。皆得以律動的爲之。例如車夫之奔馳。木工之鋸木。農夫之用鍬。舟子之盪舟。婢僕之擣米。縫工之縫衣。記室之記錄文件。學生之讀書。以及其他種種之活動種種之職業。皆可應用此律動者。其利益之大。實出意外。蓋費力極小。而程功極鉅。律動卽惰力之應用。惰力之應用。卽動力之節儉。又疲勞之減少也。

關於律動之三事項

靜坐時身體之律動。特可注意者有三。

一律動由身體最易動之部分而始　上述之心臟鼓動及吸伸呼屈作用。固爲身體動搖最有力之動機。然亦非必盡人之律動皆由此二動機也。最初感律動之局部。亦隨人而異。或自頭。或自唇。或自瞼。或自肩。或自手。或自臍。或自腰。或自膝。種種不一。要之此等之局部。自全體言之。皆爲身體中極易感振動之部分。或慣於運動之部分也，靜坐之律動。必自此等之部分而始。此等實所謂「反對最少線」而充滿於腹內之力。向於此等反對最少線而溢出。自物理學之原理攷之。亦最爲自然也。二律動之變化本於姿勢之形式　靜坐時之律動。種種不一。然要皆本於姿勢之形式者。練習靜坐者之大多數。其始組手而置於膝上。然至後手漸次向上下或前後而運動。遂頻頻敲其下腹。余稱之爲鼓腹作用。此最普通之律動也。至其理由如何。則要不過「吸伸呼屈作用」自然之結果耳。一吸一伸。一呼一屈。身體自然略向前後而動搖。手亦自然動於上下或前後矣。又不唯手而已。漸漸而腰肩頭及其他之部分。皆開始動搖。又其動搖。凡有種種之變化。例如兩足相疊。左右孰上孰下。本無一定。而身體傾側之態。自亦由之而異。左足在下。則體自左傾。右足下則體自右傾。換言之。卽墊於下者之一方較低。身體自然傾側於彼方。此以重心之位置變化故也。臀端突出之姿勢。心窩下落之程度。腹力充實之如何。及腹力中心點之位置等。亦皆與有力焉。特一日動搖開始之後。其姿勢之形式及重心之位置。皆不免略略變化。故一人之身。往往為千態萬狀之動搖。況於衆人會集一堂而練習之時乎。三律動必自入力下腹之時而始　最初感此律動之部分。固因人而異然聞大多數人之經驗。則皆自入力下腹之時而始也。故一旦能實行逆呼吸之後。卽可自由加減下腹之力。以變更身體律動之強弱。又可利用筋肉感覺變更力之中心點於腹內種種部分。以實驗律動之變化。且非唯可實驗自己之律動。對於他人之入力於下腹者。亦可導其身體為機械的之律動焉。

第五節　動搖本末論

腹力為本動搖為末

由上所述。則身體動搖之故。不必以精神的作用說明之。但為肉體的之說明。已可毫髮無憾矣。然此動搖之根本的基礎。果何物乎。則不外下述之二端也。

(一)集注全力於臍下丹田之腹力法。

(二)不落腰而下落心窩之靜坐姿勢。

故靜坐而身體不動搖之人。不可但求其動搖。但先自省其姿勢及腹力如何。身體不動搖者。必姿勢不良或腹力不足之結果也。身體之動搖。與姿勢之適當及腹力之充實爲正比例。而此姿勢之適當與腹力之充實。非唯靜坐時當練習實行之。自朝至暮。坐作進退。一舉一動之間。皆須練習實行。而不可須臾間斷者也。

岡田先生謂身體之動搖與否。皆無不可者。此意味可由兩方面解釋之。其一方面係就某個人之現象而言。卽謂「身體雖尚未動搖。然姿勢旣合。腹力法亦完成。必可達於動搖之域。故今日之不動搖。亦無害也。」又於他一方面。則就全體而言。卽謂「身體之動搖。非其重要。而姿勢與腹力最爲重要耳。」此身體之動搖。雖故意靜止之。而姿勢及腹力法。旣無不合。自必能得靜坐之效果。故但卽身體之動搖與否以評其優劣。實屬皮相之見。惟最宜注意者。卽入力於腹之時。而心窩亦易膨滿。又注意於姿勢之時。而腹力每易弛放耳。

不合於岡田式之動搖

身體之動搖。固爲岡田式靜坐法必然之現象。然今日於靜坐會所見之動搖。凡有二種。

(一)爲姿勢良善腹力充實自然而起之動搖。

(二)爲由其他原因而起之動搖。

此第二種動搖之中。(一)因岡田先生之人格及語言所暗示而起催眠的動搖者。(二)以隣席各人之動搖或會場全體之空氣。而起模倣的或傳染的動搖者。(三)自身有動搖之希望及觀念而起動搖者。(四)起於有意的更有意而繼續之者。(五)自然的動搖與因寒而震、因痛而震、因悲而震、因怒而震、因怖而震同理者。(六)以歇私的里(婦人血虛病)或手足不隨或舞蹈病或精神病而動搖者。(七)有類於巫覡等謬託降神時之動搖者。

二種動搖區別之必要

此第一種及第二種之動搖。今日有不可不明爲區別者。蓋一則對於實際練習岡田式欲獲其利益之人。使除其種種之迷信及誤解。實大有裨益。例如以身體動搖爲確合靜坐法之人。或久習靜坐法而身體不動未免失望之人。使知一切之動搖非悉合於岡田式者。實爲必要也。又在以科學的研究岡田式靜坐法之人。於此區別。亦殊不容緩。靜坐時身體之動搖。與催眠術、舞蹈病、歇私的里、白癡、病狂等精神不統一之動搖。決不可同類等觀。蓋實行靜坐法。則可療治歇私的里、白癡及病狂等症。其事實固彰彰可覩也。

健的動搖與病的動搖

如上所述。實行靜坐法者之種種動搖。決不可皆視爲靜坐法之必然者。試觀身體全不動搖者及動搖最劇者之中。其姿勢不良又不能入力臍下者。非實繁有徒乎。故余分此等動搖者爲二種。一爲岡田式動搖。一爲非岡田式動搖。或單稱前者爲健的動搖。後者爲病的動搖亦可。而區別健的與病的之惟一標準。卽姿勢之適確與腹力之充實是也。

練習靜坐者之二種

近時岡田先生於某靜坐會。由會衆之中央。畫一界線。分靜坐者爲左右二部。一方爲合於岡田式之原理而動搖者。一方則動搖甚劇而未得岡田式之要領者。就後之一部調查之。手足之指尖寒冷。顏色蒼白。身體羸瘠。一望而知爲神經質之人。此身體羸瘠顏色蒼白手足寒冷。皆血液循環不良之證也。如斯之人。必其姿勢不良。又腹力亦不能充實。而徒爲急劇之動搖。非唯無益。反使其身體愈益爲神經質耳。若夫姿勢良善腹力充實者。其身體非唯於靜坐時自然動搖而已。且平時必健康益進。精力益充。而喜於爲種種之活動。則姿勢及腹力之關係。顧不重哉。

第五章　腹力

第一節　腹力法

腹力法之要領

關於腹力之事。前屢言之。茲所述或不無複贅之處。然前所云云。屬於客位。此則其主位也。前文實皆爲說明腹力法之準備。故縱有複贅。亦非無意味。必有引人入勝者矣。今簡單說明腹力法之要領。則可以左之二條概括之。

(一)盡弛下腹以外各部分之力。

(二)張下腹而集全力於臍下丹田。

岡田式爲一種之腹力法

如前所述。岡田式靜坐法之特色有三。(一)靜坐之姿勢。(二)逆呼吸。(三)身體之動搖。然試問靜坐之姿勢及逆呼吸其目的果安在乎。則固以欲集注全力於臍下丹田也。又身體曷爲動搖乎。則亦爲靜坐之姿勢及逆呼吸而集力於下腹。自然之現象也。動搖爲其結果。姿勢及逆呼吸爲其方法。故集全力於下腹之一事。譬如太陽。而此等則旋轉其周圍之行星耳。余故曰岡田式之要領。惟在集注全力於下腹也。

具三特色之腹力法

余前謂岡田式之要領。在集全力於下腹，然倒言之而謂集全力於下腹卽爲岡田式。則決不可。蓋集全力於下腹者。非必限於岡田式也。譬之言「人類爲動物」則可。而謂「動物卽人類」則不可。蓋動物二字。意義廣漠。其中含非人類之動物甚多，而腹力法之語。意義之廣亦如之。故今不可不少限定之焉。余前論岡田式之特色，舉姿勢、逆呼吸及動搖三者。今對於集全力於下腹之事。又簡括之爲腹力法。然岡田式非單爲腹力法者。故精密云之。則爲有（一）靜坐姿勢（二）逆呼吸（三）身體動搖之三特色之腹力法也。凡本書所云岡田式之腹力法。皆當作如是觀。

橫隔膜之伸縮

橫隔膜者。橫隔於胸腹二部中間之膜也。其形如播鉢下覆。而中央部特高。吾人呼吸時。胸或伸或縮。腹或弛或張。卽橫隔膜向上下運動之證。吾人如何而得集力於下腹。則由於故意緊張橫隔膜自上向下而壓迫之。卽強壓中央高部使之低下也。而入力於下腹之強弱。與橫隔膜之緊張（卽壓迫之強弱）爲正比例。故壓迫強而腹力亦強。然則余之所謂腹力法。謂之爲腹壓法亦宜。

横隔膜之支配及筋肉感覺

今欲支配横隔膜而實行腹壓法。則養成横隔膜之筋肉感覺。實爲必要。當其始也。吾人雖故意緊張横隔膜。而筋肉之感覺漠然。故全然無效。然至逆呼吸之練習既久。則筋肉感覺始而漠然者。終則瞭然矣。至是可利用此筋肉感覺而自由支配横隔膜之伸縮矣。卽可自由而實行腹壓法矣。前所云下落心窩者。與云横隔膜之壓迫相同。惟觀察之方面有異耳。下落心窩者。自其表而言。壓迫横隔膜。自其裏而言。又所云行逆呼吸而徐徐吐息時、漸漸入力於下腹者。其意亦同。此漸漸入力於下腹者。卽横隔膜漸漸自上壓下使下腹漸膨之結果也。

定腹及以腹定之意義

既入力於横隔膜而壓迫腹部。其時身體雖如何動搖。而自腸胃以迄腹部各臟腑。決不得振動。又不唯腹部。卽胸部之心臟肺臟。亦無由振動。然若横隔膜不緊張時。

則身體動搖。腹部之臟腑。亦不得不與之俱動。腹部振動。其影響並及於心肺。而所謂動悸及喘息由是作矣。此爲橫隔膜弛緩之結果。即不入力於腹之結果也。若橫隔膜緊張時。則心臟及肺臟決不至受腹部振動之影響。余所謂定腹者。即緊張橫隔膜、壓迫腹部、以妨阻下腹振動之意也。又所謂以腹定者。即妨阻心臟及肺臟振動之意也。勵行靜坐法。可療治心臟病及舞蹈病。又可於奔馳之間而歌唱謠曲者何一非表示腹壓法之利益乎。

第二節　腹與力

腹者力之無盡藏也

自普通之思想考之。腹殆惟關係於飲食之慾。似甚卑劣之部分也。然腹之位置。宛在全體之中央。恰如一國之首府。非唯爲四通八達之大中心。且於其大小及組織作用觀之。亦爲極靈妙不可思議之處。普通人之意見。腹不過身體之營養機關耳。然自靜坐法上觀之。腹實力之無盡藏。身體之力。皆蓄積於此。又皆取給於此者也。

試就腸之長短及其組織而考之。在吾人類。其長尙不下二十五英尺云。其外壁爲至強而有彈力之纖維組織所成。某動物之腸纖維。有可用以製造弓弦及樂器之弦者。然則如此強而且長之腸，盤紆曲折而交疊於腹內者，當非僅爲消化作用及吸收作用已也。

腹之內臟。腸以外尙有胃。有肝臟。有膵臟。有脾臟，有腎臟。有膀胱等。莫不具強而有彈力之外壁。而含此許多臟腑之腹。其外皮及內容。皆伸縮自如而富於彈力者也，腹之自身。固潛伏無限之力。而身體他部分之力。包藏其中者。亦復不少。至他局部有需要之際。則逐漸供給之。是腹實無盡之蓄力池。又無盡之給力池也。

動物之發達由腹而始

聞之獸醫云。牛馬體格之發達，先由腹部之發達而始。腹部肥碩之後。而全體之筋骨始十分發育。此普通之順序也。今余亦實驗此事實而確信其言之不誣。余自始習靜坐法以迄於今日，體量殆增至三百兩。然自身體漸次肥碩之順序考之，則實自腹而始。近臍之處。筋肉首先肥厚。次則及於兩脇腹。於下則由腰而尻而足。於上則由胸而肩而頸而頭而腕而手。腹之影響。逐漸波及於全身。遂如今日之肥碩壯健焉。

力之強與腹之大爲正比例

不見夫牛乎。負荷如山。終日勞動。而毫無所苦者。非以其便便之腹蓄積無盡之力乎。牛不惟腹大而力強。且其忍耐力亦非他物所及。此大可注意者也。又試觀力士。其力之強與腹之大。亦多爲正比例。又吾人稱譽他人或曰有膽力。或曰膽大。或曰腹大。實際腹大者多偉人也。此不唯肉體爲然。精神上亦有然者。大事業由大腹而出。大思想亦由大腹而出。近世新學家皆謂思想生於頭腦。然二三十年前之漢學家。所云「腹笥」「腹稿」者。非謂思想由腹而出乎。

力之所在及其統一

自學問上考之。吾人之肉體及心靈。當共爲一種之力塊。然此頗難索解。今更自常識上以普通之思想考之。則吾人身體。固各蘊藏幾何之力者也。然此力果在身體之何部乎。使手則手有力。使足則足有力。然不使手足之時。此力果何在乎。其必藏於身體中之某部分。固不待言。然謂其散處於全身。亦無不可。若集力於身體之某局部。則其局部卽具有力之意識矣。然此力果由何而來。吾人對於力之所在。固確無明瞭之意識也。因是而全身之力。無統一之事實。又無統一之意識。試問讀者諸君之力。今在何處乎。又其力之中心在何處乎。頭乎。肩乎。胸乎。背乎。腹乎。腰乎。手乎。足乎。要之。關於力之中心所在。必皆無明瞭之意識也。然此力之中心之意識。實至爲重要者。故吾人必不可不設法以統一全體諸部之力。又不可不獲得統一此力之意識也。

羣雄割據與中央集權

身體之力。旣散處而不能統一。則吾人身體。宛如戰國時代之狀態。到處羣雄割據。而各於局部擅其勢力。此散在諸部之勢力。不能調和。遂各各孤立而互相衝突。如此狀態。不唯浪費其力。又極紛雜而薄弱者也。然若統一全身之力而舉中央集權之實。則四肢五體。悉依中央政府之命令而舉措一切。不唯可避羣雄之衝突而免力之浪費。且可以集於中央之全力輸送於必要之局部。故於力之經濟上有非常之利益。又於對外之交際上。亦非常強固。然果以如何之方法而得實行此中央集權乎。又當以何處爲中心而統一全身之力乎。

統一之中心在何處乎

欲統一全身之力。而其中心當置於何處乎。世人果皆以何處爲身體之中心乎。體操教師及運動家。皆以挺胸聳肩爲發達體力之姿勢。故凡胸肩之筋骨強健者。普通皆認爲強健之人。試觀足夫、力士、劍術家及柔術家。莫不如是。然則全身力之中心。果當置於胸部乎。然更自他一方考之。其置全身之中心於腹部者。亦不可殫述。例如習劍術之時。教師必諄諄然教其入力於腹。習字唱歌之教師亦然。他如突球、乘馬、泳水、木工及其他種種之藝能技術。苟眞欲造其精微。皆非入力於腹不爲功。則腹力者。其藝術之祕訣乎。所可怪者。此秘訣惟從事於藝能及技術之際而始實行之。其他之時。概舍棄而不之顧。寧非一大憾事乎。

第三節　腹力之充實

定時之靜坐與常時之腹力

靜坐法之入力於腹。非唯瞑目靜坐之時爲然。自朝起以迄夜眠。皆當壓迫橫隔膜而實行腹力法者也。瞑目靜坐之最後目的。固在於天眞之發揮及人格之完成。然直接之目的。則在作腹力充實之習慣也。定時之靜坐與常時之腹力。決非可混視。故彼之以定時靜坐卽爲達岡田式之目的者。實根本之誤解也。

腹力充實之意識

始行腹力法之際。普通約五分時（甚者至一分時）卽就於弛緩。其時試再鼓勇而集注全力於下腹。則或胃中發鳴。胸部緊張。食慾減退。或腰間疼痛。夜不安眠。然苟刻意練習。則必漸入佳境。可不須如前之努力而已臻充實之境。永無弛緩之時矣。其始頗須十分之努力及注意。迨其後則不必然。而於不知不識間自常充力於下腹。蓋至是已得腹力充實之意識矣。

余之關於腹力充實之努力

欲達此腹力充實之境域。必須經長時日與練習。決非一朝一夕所可倖致者也。以余今日之經驗。一日中入力於腹之程度。雖不無差異。然不論何時。決無弛緩腹力之意識。又或不意而被他人之衝突。腹力亦決不稍弛。然欲臻此境。非有十分之努力及忍耐不可。決非易事也。

余之練習法

余練習腹力之法。其一、即以堅牢之帶緊束下腹。或二十分間或三十分間而靜坐。而於其間決不稍弛此帶。以資練習焉。

其二、以紙鳶之線強括下腹。同時十分膨腹。而務使其線中絕。一線絕則增至二線。

二線絕則增至三線。漸漸增加而練習之。至今則斷絕十線。尙綽有餘裕焉。

其三、作腹力充實之姿勢。倚柱而立。使有腕力之人。以拳或掌。用力壓腹。而腹力決不稍弛緩。惟此練習法。行之頗難。蓋余腹被此強壓。雖尙談笑自若。而用強力壓余腹者。至五分間甚或二分間。已喘息流汗。而兩手無力矣。

盡弛腹以外之力

所謂集全力於腹者。乃就其表面而言。而其裏面。則謂於腹以外。身體各部之力無不弛緩也。若但入力於腹。而不弛其他各部之力。則所入之力。惟腹之力耳。故欲集注全身之力於腹。必盡弛腹以外之力。又腹以外所弛之力。皆集注於腹而後可。則盡弛腹以外之力之意識。誠爲重要。非唯無事安居之時爲然。卽身體爲種種活動之際。亦當常保持此意識也。

力之轉移

余前言弛力者屢矣。然於此苟不少說明之。則讀者或不免有誤解之處。此惟對腹而言之時。當不至誤解。蓋直接弛腹之力。無不能之也。然於腹以外部分之中若手若足。固能直接爲力之弛張。而若頭若胸。則力之弛張甚難。故對於此等不能直接弛張其力之部分。以用間接法爲宜。而弛力之間接法。卽利用此腹以弛腹外各部之力也。然非謂入力於腹而後更弛腹以外之力。乃謂入力於腹之時。腹以外之力自然弛緩耳。故或言弛腹以外之力。或言入力於腹。實詞異而意同。當入力於腹之時。腹以外之力。苟不有意緊張之。則自然弛緩。又欲入全身之力於腹若不弛腹以外之力。則自無力以入於腹也。故言弛緩其力。不若言力之自然弛緩較爲適當。要之。力之充實於腹。謂爲自腹外各部轉移於腹內。斯爲得矣。此力之轉移。卽所謂弛力。凡實行岡田式者。極易實驗之也。

地方銀行與中央銀行

今試以銀行爲譬。凡未行岡田式而全體不能統一時。身體之各部。宛如地方遍設之小銀行然。此等小銀行。雖各有資本。然其資本短少。又融通之範圍。亦至爲狹小。

若一旦此等銀行。相合而於臍下丹田組織中央銀行。局部之小銀行。遂一變而爲此中央銀行之支店。此各支店。於萬一必要之時。可受中央銀行資本之融通。故一方而局部之事業。大爲發展。又一方而全身之健康與其活動。亦得非常增進焉。實行靜坐法而集注全力於腹之狀態。亦猶組織此中央銀行之狀態也。又自腹之組織及其位置考之。於全體力之集散與融通。皆最便利又最適當者矣。

肩銀行與腹銀行

余曾在某花園。與園丁二人共運搬重石。園丁二人皆喘息不已。而余以素不習勞之身。則反行所無事。蓋園丁惟由肩用力。卽惟得肩銀行之資本。故不免拮据。而余則可融通腹銀行之資本。故綽有餘裕也。又余家庭中一櫻木甚茂。通風不良。一日。取大鋸。登危梯。伐去大枝二本。其直徑各約八九寸。且析之爲薪。勞動凡二時許。然事後手腕毫不疲勞。肩際亦無所苦。此亦以融通腹銀行之資本故耳。

第四節　凝腹法

褌及腹力

日本男子。有於腰際纏絡六尺褌之習慣。考此褌之由來。頗饒趣味。今不遑縷述。惟此褌者。朝鮮無之。中國無之。歐美諸文明國亦無之。祇熱帶地方裸體人種之間。則頗有類似於此者。此褌也。自一方言之。壓迫腹部而妨其發達。衛生上似爲不宜。然於入力於腹之事。則頗有裨益。世人於從事爭鬬或將用大力時。每有「緊褌」之語。此決非比喻之詞。又如角力者所用之腰帶。自腹力上考之。亦大有意味者也。

武士及腹力

日本之武士。其腹力恆視普通人爲强。蓋彼等略能爲壓迫橫隔膜之呼吸。集注身體各部之力於臍下丹田也。彼等常兀然端坐。又有束角帶而橫兩刀之習慣。總之。武士之教育。養成腹力、敏銳腹部筋肉感覺之機會頗多。試觀柔術、劍術、鎗術、弓術、馬術等非皆養成腹力者乎。彼等之學問。非皆輕智而尙武輕頭腦而重膽力者乎。

腹力養成之必要

吾人今日之學問。非唯練習膽力養成腹力之機會頗少。且惟孜孜於頭腦之使用。以此而致營養不良、神經衰弱、腦病、心臟病或肺病者不尠。坐是青年有爲之士。奮發者少而病弱者多。非大可寒心者乎。且今日之社會。競爭劇烈。刺激頻繁。大非昔日社會之比。社會動搖。則個人亦動搖。風俗動搖。則思想亦動搖。故此際苟非特別瞑目靜坐修養不動之精神。未有不隨波逐流與俗轉移者。此余所以視養成腹力爲必要也。

凝腹法

靜坐法之所謂凝者。卽入力之意也。故於手足肩腰及其他各部分。或有所凝。苟弛去其力而不入力於其處。則其凝立行消除。又所謂凝之意識。亦直卽消滅矣。余之所謂凝腹法者。卽利用筋肉感覺十分入力於腹之法也。十分入力於腹。則腹以外之力。自然轉移於腹。而腹以外之凝。亦自然轉移於腹矣。

余言凝腹。聞者當有以爲難堪之事者。然腹之組織。實富於彈力而伸縮自如者也。

故雖如何入力於腹。而欲凝腹至難堪之程。則實有所不能。肩及腰之凝。每至苦不能堪。而腹之凝決不如是。且茍凝至難堪之程。則亦良佳。腹之凝。卽所以入力於腹。故茍常極力凝之。實大叶於腹力法之主旨。自此點言之。則靜坐法卽爲凝腹法矣。腹而能凝。則腹以外之凝。自消滅於無何有之鄉矣。

凝腹卽原動力之蓄積

吾人若腹以外之部分而有所凝也。則當速轉移之於腹部。既移於腹。則腹以外之部分。如釋重負。而於腹則對於活動上又得原動力之蓄積。所謂一舉而兩得者。其此之謂矣。我等決非以凡百之事皆使用腹力爲滿足者。必當進而一舉手一投足一切之動作。皆充實腹力而後可。不以常借腹力爲滿足。反作常借力於腹之想。世人困於肩腰之凝者甚多。然實行靜坐法者。則不唯緩和其凝。且當利用其凝。以資身體之營養。或爲動作之原動力也。

呼吸之利用

逆呼吸有入力於腹之作用。於「逆呼吸」之章既詳述之。然我等當更進一步常利用呼吸以充實腹力。世人惟以呼吸關係於生命。而於利用之事。則多不之知。且亦無作是想者。然一分間呼吸十八次。一時間一千餘次。一日間殆二萬六千次。若能利用之以充實腹力。則裨益之大。尙何待言。我等練習靜坐法者。既知逆呼吸之利用。必當時時利用之而不可或忘。卽我等每一呼吸。必有充實腹力之意識。與之相俱。吸息時腹力之不弛無論矣。而於吐息之時。尤當常有充實腹力之意識也。

發聲之利用

余今日於呼吸之利用。已差堪自信。而於發聲之時。則尙不能如呼吸之利用於腹力也。蓋欲發聲之時。心中必思今當云何。注意力因之轉移。而充實腹力之事。遂不遑兼顧矣。然余決不恝置之。今方日夜爲利用發聲之練習也。自朝至暮。我等發聲之時間至多。故能利用與否。其影響甚大。余咽喉素弱。自實行凝腹法之後。咽喉遂強。音響亦宏。學習歌曲之夙願已達。然於歌曲之際。發聲時更不可不入力於腹。借腹力要矣。而借力於腹爲尤要。在普通談話及教場授業。不須特發高聲之際。縱能不弛腹力。然因發聲而反充實腹力。則戛戛乎難之。但實行靜坐法者。由於身體各部分種種活動而充實腹力之意識爲最要事。不可有畏難苟安之意也。

第五節　鼓腹法

鼓腹法爲凝腹之一法

余於腹力養成之方法。凡有種種之研究。而竊以靜坐及非靜坐時。常爲壓迫橫隔膜以凝腹之修行。爲最良之法。然試問如何而能十分凝腹。則以余之經驗。無過於以組合之兩手自叩其腹者。鼓腹法之稱。蓋由於此。

鼓腹法之意義

余所謂鼓腹法者。非必以叩腹爲限也。或撫或揉。皆無不可。但以叩爲最便利。故有此稱耳。又始叩之時。以輕微爲宜。及腹之筋肉益強十分充實之後。叩擊之力。亦當漸次增強。余今之腹。以強力叩至二十分至三十分間。尙毫無障害。但其叩擊非限於中央部者。蓋胴體有順次傾於前後左右之勢。故手當於腹之處。自然有上下左右之變異。苟隨手之所及。而遍叩腹之全部。則不唯無害。且凝腹益強。而身體愈益健適。精力亦愈益充盛焉。

鼓腹之愉快

當蓬蓬叩腹之時。實有一種不可名言之愉快。其他勿論。卽此愉快。已覺鼓腹法之不可以已矣。鼓腹時感其愉快。而愉快時亦自必鼓腹。此自然之勢也。中國昔時有「鼓腹擊壤」之語。擊壤之起原。余雖不知。至於鼓腹。余自實行岡田式後。已實驗其爲發表喜悅之舉。則中國人確爲余之先驅者矣。故余對於修行靜坐法者。竊望其於靜坐時實行鼓腹法。而領畧此不可名言之愉快也。

鼓腹由故意的而進於律動的

實行靜坐姿勢而集全力於腹之時。其發起動搖之動機。於前「動搖」之章。論之綦詳。然在多數之人。則皆以吸伸呼屈作用爲誘因。而身體自然略向前後而動搖。因是而組合之手。亦隨之而動於上下或前後焉。然此之動。非出於故意。而本於自然。所謂律動是也。此組合之手。若一旦開始運動。則當故意而作叩腹之想。自腹之方面言。則當作以腹返躍其手之想。十分運力而應答之。如是愈益入力於腹。而叩腹之手。漸次由腹返躍。而返躍之手。更以強力而叩腹。開始之二三度。雖屬於故意。然至後卽爲律動的矣。又此律動。非唯鼓腹爲然。苟實行靜坐之姿勢而入力於腹。身體運動既起之後。無不爲律動的者也。

律動之意識及律動之利用

自理想的言之。吾人之身體。自晨興以迄夜眠。無時不當作律動之姿勢。靜坐時及非靜坐時。叩腹時及非叩腹時。皆當入力於腹而永抱律動之意識。吾人於練習靜坐法之際。亦不可以身體自然動搖兩手自然叩腹爲滿足。寧當採取積極的方針。而故意利用此律動也。換言之。卽於靜坐中故意作種種之運動及動搖。而爲應用於實際生活之準備。斯爲善矣。頭亦可動。肩亦可動。又時而解離其組合之手。而自由運動於前後左右亦可。立亦可。步亦可。臥亦可。余始以此方針而練習也。數數得岡田先生之稱許。總之以不拘泥「靜坐」之名稱爲善耳。患病者平臥而練習之亦可。中國人及西洋人。坐椅子而練習之亦可。惟最不可忘者。爲三折之姿勢及腹力充實之意識。又一切之運動。始雖爲故意的。終則必當期其爲律動的也。

當使靜坐姿勢與實際生活相接近

靜坐法練習中身體之姿勢與日常活動之狀態。其間之距離。務宜使之短縮。而使兩者於不知不識間漸相接近以至成爲合體。是爲最要。故於練習中。當爲日常生活所必要之姿勢。而獲得此等姿勢所有之腹部筋肉感覺。並利用此等感覺。而直應於實際社會之事變焉。然則腹力法者。對於日常生活。大可發揮其效力。而於步時、趨時、動作時、運動時、思考時。無一不當實行腹力法者也。故若不瞑目靜坐。不入力於腹。不感律動。則必無效。勿論何時。常入力於腹而決不弛緩。又身體當常爲律動。而於一切之事。皆以律動的出之。此靜坐練習中最重要之修行也。

第六節　腹力之利用

萬事惟腹

萬事惟腹之一語。乃岡田先生命我等注意之一也。故我等不以口呼吸而以腹。不以手持物而以腹。不以足步履而以腹。不以肩擔荷而以腹。不以耳聽而以腹。不以目視而以腹。不以舌語而以腹。不以腦思想而以腹。總之、無論何事。無不以腹者。故余有利用腹力之歌曰。

以腹步。以腹動。以腹坐。以腹思。以腹語。

以上云云。驟聞之。其意義似極瞭然。然細思之。則頗有難以索解者。我等言語孰不以口。治事孰不以手。今乃言悉以腹爲之。何歟。吾人以手作畫。以手彫刻。以手彈琴。以手縫紉。此等皆手之職務。非手不辦者也。苟除其精神之要素。則技術上之巧拙如何。殆惟手是視。又吾人以口吟詩。以口詠歌。以口歌謠曲。此等皆口之職務。非口不辦者也。且此等之各各特異及其音節之美惡。非多由於發音機關之大小形狀性質及其用法之關係。而與他全不相涉者乎。

然自靜坐法言之。則作畫亦腹。歌曲亦腹。卽一切之力皆由腹出之意也。然其動作本在於手口。故其熟練亦在於手口。又其熟練。當各依專門方法以養成之。若惟瞑目靜坐。豈有能精於繪畫及音樂之理。所謂萬事惟腹者。蓋謂苟需力時。其力必當由腹而來耳。又有力之意識時。其意識決不在手口及其他局部。而必在於腹耳。手與口既皆熟練矣。然此熟練之手與口。惟能爲機械的之動作。而其原動力固皆由腹中之蓄力池而來者也。則謂萬事惟腹。誰曰不宜。

萬事悉以全力任之

萬事惟腹之語。世人多以譬喩視之。然於實行腹力法者。決非譬喩也。我等腹以外無力。腹以外之力。悉委託於腹。又我等聚集腹以外之力而委託於腹。實爲「以蚯蚓釣魚」之計略。委託之時。不過各以局部之力交付之。而借取之時。則必悉其全身之力。故我等任治何事。決無單恃局部之力之意識。若有此意識。則卽局部之力未弛之證。又未了解腹力法要領之證也。

不思議之力

我等練習靜坐至某程度時。當實驗靜坐法中有不思議之力。然實非靜坐法有不思議之力。不過自身固有之力依靜坐之練習而實現耳。吾人之身心。實爲不可思議之力所充滿。惟人不知發揮、蓄積及利用之法。故潛伏而不外現。試觀火災之時。雖婦人孺子。非皆出非常之怪力而運搬重物乎。此力決非降於天涌於地而爲常備於體中者無疑。但平時皆隱而不見。惟於死生關頭。始一表現耳。而靜坐法卽使我等常發揮蓄積且利用此等之力者。前所謂腹力充實之意識。卽使此不思議之力常充實於腹之意識也。然則謂靜坐法有不思議之力。豈過言乎。

勞少而功多

萬事惟腹云者。謂凡事皆以此不思議之腹力而爲之也。不論何事。苟以全身之力（卽腹力）任之。必能以少力而收巨效。若手若足。固各有若干之力。然一旦集此散處全身之力而行中央集權。設立腹銀行時。則我等力之强度及力之意識。皆起顯著之變化。雖一舉手。一投足。亦非手足單獨之動作。故其力亦決非單由手足而來。蓋腹中所蓄全身之力。發現於手足者耳。故其力之强度。與手足單獨動作之時相較。必三倍之五倍之或十倍之矣。

如彼有名之拳和尚。實非手指之拳。而爲腹之拳也。卽吾人鬭腕之時。亦必兼用腹力。腕力始得强大而耐久。又如唱歌者入力於腹。而其聲自異。彈琴者入力於腹。而其音自妙。所謂以腹歌、以腹彈、以腹步、以腹思。卽闡發此中微妙之消息者。非可以譬喻視之也。

關於腹力之誤解

靜坐法當集注全力於下腹。又任爲何事。皆當以全力行之。讀者諸君。得無有謂靜坐法爲奬勵力之浪費者乎。故今特略爲說明之。

靜坐法固以萬事必用全力爲真詮。然亦非動輒妄費全力。如彼割雞而用牛刀者之所爲。蓋靜坐法。實以費少力而收巨效爲目的。腹力之唱導。全以此耳。凡事而用腹力。則效果必多。又雖用同量之力。而必較單用局部之力者。其疲勞爲少。腹爲原動力之蓄積池。故腹內必當常以力充實之。以爲應急之準備。決不可臨渴而掘井也。故其力於一方當務爲節約而不可妄費。於他方又當十分補充之。一切動作之原動力。皆當由腹而出。非謂腹中之一切原動力。於動作之際當盡用之而無遺。惟當應於事項之大小及情勢之緩急。而支取其所必要之力於腹銀行耳。

後篇　修養篇

第一章　肉體與靈魂之關係

第一節　靜坐法與身心之健康

關於靜坐法之研究問題

余非欲於身體之組織、精神之本質、身體與精神之關係及練習靜坐者之心理狀態等。一一爲科學的研究者。又靜坐之練習影響於道德觀念及宗教思想者如何。對於「我」之觀念、「神」之觀念、「義務」觀念等靜坐法之態度如何。靜坐法之結局。爲個人主義或利己主義乎。隱遁主義或自然主義乎。其全體之傾向。爲無神論的或汎神論的乎。又靜坐法與科學之關係如何。與倫理之關係如何。與文藝之關係如何。與哲學之關係如何。與宗教之關係如何。與社會之關係如何。與文明之關係如何。此等思索的及抽象的問題。今亦不欲研究討論之也。

精神之修養與其必要

今所欲討論者。乃岡田式與精神修養有如何之關係。又當有如何之效果耳。所謂實際的具體的研究是也。

今日多數青年所最煩寃抑鬱者。非神經衰弱乎。非腦疾患乎。非心情易激動乎。非憂鬱症乎。非煩悶乎。非爲情慾之奴隸乎。非意志薄弱乎。非注意力易擾亂乎。非精神不能統一乎。非品行不修乎。非言行不同符乎。此等皆當今之實際問題。識微之士盛唱精神修養之必要者。職此之由。余有鑒於此。故卽靜坐法對於精神修養之效果。本於余所實驗者而畧陳梗概焉。

靜坐法之愈病

修行靜坐法而愈種種疾病。其實例殆不遑枚舉。凡實行岡田式之人。雖謂皆有愈病之實驗。亦非過言也。

既云疾病。則必關係於肉體者無疑。然其中精神的疾病。實視肉體的者爲多。岡田式靜坐。療治此等疾病。其爲效甚神。苟練習至一二年之久。殆無有不具此種經驗者。如頭眩、腰痛、胃病、腹疾、秘結等之痊可。不啻反手。而心臟病、肺病、神經衰弱、神經病、脊髓病等之就愈者、亦不尠也。

此等疾病之獲愈皆各有當然之理由。固無足怪者。然至簡單之靜坐法。可得如此複雜之效果。聞者終不能無疑。雖練習靜坐法者。於未獲效果之前。亦莫不半信半疑也。

靜坐法之目的非專在身體之健康

上述種種疾病之痊愈。實爲岡田式當然之結果。故世人信仰者日多。然疾病之療治。決非岡田式之目的。岡田式之目的。固更有遠大者在也。治療疾病。爲醫術之目的。屬於消極。夫疾病之療治。亦非無增進健康之意味。然健康之增進。爲衞生之目的。此所以衞生視醫術更爲積極也。今專就肉體言之。岡田式亦非僅足愈病。實兼有增進健康之力。故不惟病者當信仰而勵行之。苟無病者而欲得健康及長壽。享人生安樂愉快之幸福。皆當熱心練習之也。且我等決非但以保一身之健康及長壽爲目的者。以壯健之身心而謀社會文化之發達。增進自他之幸福。於人類社會最爲要圖。然則我等培養元氣蓄儲精力以爲此活動之準備。豈可須臾緩乎。

靜坐法之理想

吾人肉體恆易罹病者。其理由固甚繁賾。然靈魂之病。實其重要理由之一。由是而言。則靈魂固亦易病者。而其易病之重要理由。則亦以肉體爲之累也。然則吾人先愈肉體之病以增進其健康。而後由此健康之肉體以愈靈魂之病而亦增進其健康。實今日之急務矣。靜坐法之目的。不專在肉體之健康。而實以健康靈魂爲其重要之目的。且寧以健康肉體靈魂兩方面(卽人生全體)爲目的也。故靜坐法。決非使肉體與靈魂分離而孤立者。乃使兩者相接近而調和之也。一方使肉體完全成長而發揮靈魂固有之本能。又一方使靈魂健全發達而發揮肉體所有之能力。如是而兩者遂得調和協力而成圓滿之人格矣。

故靜坐法既爲疾病之痊治法。又同時爲元氣之蓄積法、精力之充實法。且非唯與肉體相關係者。實又爲精神之修養法、天眞之發揮法、人格之完成法也。至是而岡田式靜坐法之特長與其精髓及其理想。始漸得實現矣。

第二節　肉體之可能性

物質與心靈之差異

大言之則物質與心靈之關係。小言之則肉體與靈魂之關係。宗教家及哲學家對之有種種論議。此關係實宗教及哲學之中心問題也。

（一）自性質之差異攷之。物質與心靈。決不能爲同一者。物質有長廣高之三廣袤。而心靈則決無可目見可手觸之廣袤。物質雖有形色及堅度。然感情思考及意志之作用。則唯心靈有之。而決非物質所有者。由此性質上言之。則物質固視心靈爲劣等者矣。

（二）自出現之順序言之。則實先有物質而後心靈發現者。依科學之證明。則吾人栖息之地球無論矣。凡地球所屬之太陽系全體。於過去之某時代。皆爲混沌之火球。(卽星霧)心靈可不待言。卽生命亦尙無之。然及此火球逐漸冷却。而此有秩序之太陽系始行出現。地球旣現。而所謂生命及心靈者。始得發生。故自時之順序言之。則心靈實發現於物質以後者也。

由是言之。心靈爲結果。而其原因非物質乎。然如此頑固不精之物質。視爲心靈作用之原因。則實有不能。要之。根本問題。在於出現前後與性質差異之衝突。如何而可使調和。實極困難之事也。

二元說

往昔之宗教及哲學。派別甚多。有謂天地萬物。悉由神出。卽一切物質皆爲神之精神所創造者。此爲創造說。卽一元說也。如猶太教及基督教屬之。又有謂宇宙間自始卽有精神與物質並存。兩者自混沌時卽相對峙相衝突者。此爲二元說。如波斯之索洛阿斯太教屬之。依索洛阿斯太教之說。人之靈魂。屬於心靈界。肉體屬於物質界。心靈界賢明而善良。物質界愚闇而劣惡。此二說自遠古以前。卽相爭相鬭。而迄於今兹。且及於將來而未已也。

唱一元說之猶太教及基督教。其最難問題之一。厥惟罪惡之起原。或謂由於惡魔之誘惑。或謂由於人之自由意志而犯於罪惡。要之罪惡之起原。決無法以說明之也。至若歸善於心靈。歸惡於物質之二元說。則於不知不識間而擅有勢力。彼謂「人之死也。靈歸於天。體歸於地。」又謂「重靈者生。重體者死。」其視二者。殆全相別異而毫無關係。且若有水火不相容之勢。其於肉體。則謂爲「疾病之藪」。所以使吾人苦痛者。又謂爲「煩惱之窟」。所以陷吾人於迷惑及煩悶者云。

肉體不可蔑視

此偏重靈魂之原因。必起蔑視肉體之結果。然肉體決非可視如敝屣。如重負而輕蔑之。又非可視如仇敵。如惡魔而迫害之也。夫肉體陷靈魂於罪惡之時。固亦有之。然靈魂以肉體爲作罪惡之具者。亦非無之也。然則惡悉歸於肉體。善悉歸於靈魂。

其偏而不公。可謂已極。豈非宗教上及哲學上之一大僻見乎。貴靈魂則以爲至善。卑肉體則以爲極惡。然吾人決非能離肉體而存在者。縱不能愛肉體如靈魂。亦當以相當之程度而愛之。其視肉體如敝屣如仇敵者。非唯自利害上考之。有非常之損害。卽自道理上言之。亦極矛盾者矣。

肉體之利用

世人關於肉體之善惡。多互持反對之見解。或抱肉體萬能主義。全不認靈魂之存在及其權威。而專徇肉體之嗜慾。以湛溺酒色爲無上之幸福。然又有抱靈魂萬能主義者。過重靈魂。遂蔑視肉體。視之如土塊。待之如仇讎。要之。此等皆趨於極端而悖於正鵠。不足取也。

然卽比較的明於此義之人。亦尙不免偏重靈魂。而於利用肉體之道。反多忽焉。若是者。豈能十分認識肉體之可能性而充分發揮之。以得滿足之結果乎。

肉體之可能性及熟練

肉體爲物質。故凡物質所有不利便之性質。亦無不具之。然更兼有他物質所無之性質。(卽可能性)以待開發之機會及利用之時期。譬如習簡單之徒手體操。其始也。手足不能如志而動作。然練習漸多。自不期然而如志矣。又如乘自轉車。其始也。手與足全不一致。注意於手而足不相應。注意於足而手不相應。然久之而必要之筋肉可自由應赴之。則手足自能一致動作矣。又歌曲亦然。最初咽喉之筋肉。全不受吾人之約束。故音聲之抑揚。調子之變化。悉不能如意出之。然忍耐練習。遂不自知而達於自由自在之境域。其他柔道、劍術、弓術、乘馬、突球、繪畫、習字、裁縫及一切藝術。皆由於肉體某局部之熟練也。此熟練卽本於肉體之可能性者。而吾人肉體之可能性。(卽潛勢力)果有幾何。固猶爲未定之問題。然實際考之。雖謂爲無限。亦非過言也。然則肉體者。非唯其腹爲力之無盡藏。實全身各部分。悉皆可能性之無盡藏矣。由是而思。則吾人對於肉體。方利用之不遑。倘可蔑視之乎。

第三節　所謂我者何乎

人半爲肉體半爲靈魂

吾等人類。由肉體與靈魂而成。既無疑義。則謂我等半面爲肉體半面爲靈魂。固無不可也。自肉體言之。則屬於地者。自靈魂言之。則屬於天者。然吾人之肉體與靈魂。如今日多數之宗教家、哲學家及倫理學家所唱導。果可明瞭區別之否乎。此實大可研索之問題也。自抽象的考之。二者似可明爲區別。然自實際考之。二者果如此相區別乎。何者爲肉體作用之境界。何者爲靈魂作用之境界。其界線果瞭然乎。吾人一方有靈魂。而同時他方必附有肉體。世間決無純然靈魂之人。卽謂吾人死後。靈魂離肉體而獨存。似亦可謂爲純然靈魂之人。然此靈魂。果能離肉體而存在。則亦不目之爲人矣。故吾人欲想像絕對的純然靈魂之人。實必不可能之事也。

肉體與靈魂相互之影響

吾人半爲肉體。半爲靈魂。此兩方面。實互有親密之關係者也。其關係之如何親密。固無俟喋喋。然今以文字之順序。當先略述之。

一肉體及於靈魂之影響　肉體狀態及於靈魂狀態之影響。至爲直接而又極劇烈者也。平生性情和藹之人。而一旦被酒。則或泣或笑。或怒或喜。呶呶然失其常度者。往往而有。又或亂暴狼藉。肆行非禮。與平時判若兩人。非亦吾人日常目擊者乎。夫飲酒實不外於灌輸酒精於胃腸耳。而使精神狀態起劇烈之變化乃如此。又平時極勇往極愉快之人。或偶觸寒氣而感冒。或食物不潔而病腹。數日不愈。則以肉體之衰弱。遂致精神沮喪。意氣消沉。久之竟成爲抑鬱侘傺厭世悲觀之人。非亦世之恆有者乎。又肉體健康腦髓明晰之人。一日或以傾仆。或以衝突。頭部受劇烈之打擊。遂致精神發起異狀。不得已而葬身於瘋狂院者。亦不乏其人。凡此皆肉體影響於靈魂之著例也。若一旦身體幸得健全。則精神亦自然回復。與前不啻兩人矣。

二靈魂及於肉體之影響　肉體狀態影響於靈魂狀態者。固甚強矣。而靈魂狀態影響於肉體狀態者則亦如之。昔有人以非常之憂慮一夜而髮盡白者。此舊時之傳說也。此說卽不盡可信。然以憂悲煩悶之迭乘。於短日月之間致白髮陡增者。實極普通之事矣。又昔有極甚之神經質者。一日宿於某逆旅。翌朝同行者戲語之曰。君昨夕之寢具。聞爲前夕患霍亂者所用云。其人聞而心惡之。竟以霍亂病而歿。又西洋某國。嘗就犯死刑之罪人而行次之實驗。卽先以巾覆罪人之目而語之曰。「今將割汝手之動脈。至若干時後。血流旣罄。汝當畢命矣。」語畢。遂佯割其脈。又使水下滴如血流然。及時而罪人乃眞死矣。

此等皆肉體與靈魂關係密切之明證也。故一方旣病。而他方亦不得幸免。然則眞欲健全靈魂者。必不可不先健全肉體矣。

抽象的之我與具體的之我

肉體與靈魂關係之親密。觀於美術工藝及一切非抽象的科學等與肉體相關係之事實。亦可知之。蓋以無目則無繪畫。無耳則無音樂。無口則無烹飪。無身體則無建築故也。然宗教家、哲學家及倫理學家等所謂之「靈魂」「我」「理想我」等。殆全爲抽象的。與我等之實際生活、社會生活、活動生活、感覺生活。皆無甚關係。故其有無。於具體的之吾人。漠如也。抽象的之「我」。其有無殊未能明。而具體的之「我」。則固確實存在。又其存在。一切皆爲具體的者。具體的之「我」。爲肉體作用與靈魂作用相結合。且爲肉體的與靈魂的尙未分化者也。純肉體作用與純靈魂作用相較。其間確有顯然之差異。然於兩者相接近之點。其作用未辨其屬於何方者甚多。例如肉體上之苦痛與靈魂上之悔恨。雖能明瞭區別。然一切感覺作用。則所屬殊未明也。美味之快樂。體之事乎。心之事乎。疾病之苦痛。體之事乎。心之事乎。故肉體作用與靈魂作用。爲研究起見而區別言之。亦無不可。然其實際。固無區別者。又不可區別者也。抽象的之我。不過空想而已。幻覺而已。

所謂「我」者肉體乎靈魂乎

吾人言語上及思想上。混同肉體與靈魂之時甚多。言語時所謂「我」「己」「余」等。時有屬於靈魂者。亦時有屬於肉體者。如言「我爲惡人」。則此「我」卽靈魂之「我」。然言「我有疾病」。則此「我」又肉體之「我」也。假如讀書過久又意義頗艱深者。其時輙感覺疲勞。此疲勞爲靈魂乎。抑肉體乎。夫讀書確屬於靈魂。而疲勞則何屬乎。謂爲靈魂亦可。謂爲肉體亦可。或謂肉體與靈魂共之亦可。此時卽肉體與靈魂之區別極不明瞭。未有明白差別之意識者也。此不唯於一二之例見之。試詳察我等日常之生活。其所用「我」「余」等之語。未能別其屬於肉體或靈魂者。殆不可勝數也。

所謂精神者何乎

精神多對照於肉體而言。例如言「彼身體弱而精神强」又如言「彼至死而精神不淆。」皆是也。然其意義不分肉體與靈魂者亦殊不少。例如言「精神修養」。此精神決非單屬於靈魂。肉體亦包於其中。吾人於精神修養之事。謂爲修身。而不言修心。此亦大可注意之點。我等直接感修養之必要者。非關於抽象的之靈魂。乃爲件附肉體之靈魂。卽所謂精神也。又吾人每言靈魂。自然聯想肉體。然於言精神時。則肉體之聯想。卽不甚强。蓋每言及精神。輙有肉體與靈魂相總合之想。卽考想爲身心未分化之狀態也。而吾人普通所言之我。實皆此「身心總合的」之意味耳。

第四節 「我」之表面及裏面

分裂之我及調和之我

余於習靜坐之前。輒覺心與體不能調和。時有互相齟齬之感。又似入圓於方。鑿枘不相適應。若身心分裂者然。而於冬晨劇寒及夏午炎暑最甚之時。或浴於過熱之浴池時。或頭痛腹痛極劇時。皆有此感也。然及靜坐以後。有腹力充實之意識。則常覺肉體與靈魂相統一。而所謂不調和不愉快分裂的之感覺。已消滅於無何有之鄉。儼若別有一新天地矣。

表裏完全之「我」

以靜坐法之練習。至一旦自覺身心之調和。則所謂「我」之觀念。遂頓然一變。此觀念明確。而其內容於以充實。世人普通之所謂「我」者。時而爲體。時而爲心。兩者之間。全相分離而不能調和。則普通所謂之我。如單衣然。至極薄弱者也。若身心調和之「我」。則如袷衣。如棉衣而內容十分充實矣。如以體爲表。則心其裏也。以心爲表。則體其裏也。表裏完具。又入以棉。其溫暖自非單衣可比。遂成表裏完全之「我」矣。人驟聞此說。當無不驚其神祕者。然實行靜坐之人。其練習至某程度。自能臻此境。實無足異耳。

人者力之塊也

人爲動物中之最上等者。故具有各動物以上之力及性質。既爲動物矣。則體中不論何部分。當皆有力塊。人之一面爲體。一面爲心。即體之方面。以靜的考之。則爲元素之結合。然自動的考之。亦爲一種之力塊而無疑。若手、若足、若肩、若腰。無不具有強力者。此各各分散之力。若合而爲一。則全體之力。其強當如何乎。至於心。則視爲元素之合併而組織者。固有不能。然亦爲力塊。則無疑也。心之力。普通分爲三組。(一)智之力。(二)情之力。(三)意之力。然此等要不外於一種靈妙不思議之力塊。爲種種之作用耳。此種種之作用。(即力)雖分離而考之。亦皆力之極強者。例如思考之力。記憶之力。想像之力。感覺之力。情慾之力。注意之力。意志之力等悉爲不思議之力也。然則此等之力。如合爲一體。其作用之強。尚待言乎。况乎體力與心力更互相結合。協力而動。其全力之偉大殆有不可測者矣。

無盡之力

靜坐法者。卽統一調和身心全力之法。且對此統一之力而得其意識之法也。此全體之力實非常偉大者。源源而生。汩汩而來。苟一息尙存。決不涸竭也。此不思議之力。常充滿於全體。故肉體之疾病。莫不如煙霧之消滅。血液之循環活潑。消化作用、吸收作用及燃燒作用等。自然旺盛。全身之筋肉。愈增其緊張之度而彈力益強。故一切之臟腑及機關。十分發達。可盡其活動之能事。雖傳染病等之黴菌。亦不能逞其毒害。若恐怖。若畏怯。若憂鬱。亦莫不退避三舍。他如因身心缺陷而生之種種惡習及惡癖。其消滅尤不待言矣。

境遇之超越

我等既感內部有不思議之力。自然元氣大增。精力充實。而決無疲勞之感。此非勉強之忍耐。乃其活動力非常充足而自得持久也。不喘息。不動悸。自由登山越坂。望之宛如神仙。爲長時間之滔滔辯論。而音聲不嗄。終日動作。而肩腰不勞。力學不輟。而腦海常清。又凡寒暑飢餓等之境遇。莫不處之夷然。此眞可謂得自主獨立之意識者矣。一切疾病及苦痛。自然不爲其所困。且任於何時何地。從容舒徐。不易激動於感情。不爲情慾之奴隸。無陷於自暴自棄之患。又無強爲所不能爲之事。而以極自然極平和極愉快之心情。處於一切之境遇。以享人生無上之樂焉。

第二章　身心之調和

第一節　腹意識

腹意識爲腹力充實之別名

岡田式靜坐法之要領在集注全力於臍下丹田。前言之數矣。然言之極簡且易。而行之則甚難。雖暫時之間。尙屬不易。況自朝迄暮。無時不持續之乎。當其始時。力決不易入腹。而入於腰胸肩腕及頸則良易。然入力於此等之部分。概無效用。故若有入力於此等部分之意識。當卽移其意識於下腹。如是屢屢繼續行之。則以觀念聯想之結果。言腹卽聯想及力。言力卽聯想及腹。而全身之力。遂得常集注於腹。又常得此集注之意識。此余所謂「腹力充實之意識」。又略稱之爲「腹意識」焉。

腹意識與自己意識

吾人平時。於身體任何部分。苟不之注意。卽忘其部分之存在。旣忘之。斯無其部分存在之意識矣。若有某部分存在之意識。則自能運力入之。此爲最簡便之方法。無意識之狀態。卽忘之狀態。卽弛力之狀態也。故欲集注全力於腹者。非忘却腹以外之各部分不可。非盡弛各部分之力不可。欲弛此各部分之力。必當以全體之注意悉集於腹。然此決非易事。非利用筋肉感覺。忍耐而練習「凝腹法」不爲功。練習旣熟。則意識之範圍。自漸次收縮。遂至限定於臍下丹田矣。至是而「自己意識」卽成腹意識。「我」與腹至不能區別。其終局遂臻於「我」卽腹。腹卽「我」之境矣。

腹意識之分析

腹意識必集注全力於臍下丹田而始可得之。今分析此意識狀態則大略如左。

(一)爲集全力於腹之意識。

(二)無入力於他部分之意識。

(三)無他部分存在之意識。而惟有腹部存在之意識。

(四)自己意識與腹意識合一。

無念無想及妄念妄想

世人以靜坐法爲無意識及無念無想者頗多。此誤解也。夫無念無想。爲吾人生存間決不可能之事。人而欲無念無想。此欲之一念。卽有念有想矣。非矛盾已甚者乎。吾人練習靜坐之時。決非無意識者。旣如前述。然我等亦決非以無意識爲目的者。實欲集全身之力全身之意識於臍下丹田者也。吾人常爲此練習。則自然於不知不識間而全忘腹外各部之存在。旣忘腹外各部之存在。則一切之妄念妄想。自亦消滅矣。蓋以吾人之注意悉注於腹。意識自全爲腹意識。而於念腹思腹之外。更無餘念故也。然則腹意識者。決非絕對的無念無想。不過妄念妄想盡行消滅之意耳。人有妄念妄想。獨立心必然缺乏。故吾人既以思想上及行爲上之獨立心爲貴。則決不可爲妄念妄想所制。又不可不制此妄念妄想也。且更當進而使妄念妄想一無發生而並無待於制也。苟不怠靜坐法之練習者。其達於此境域。亦何難乎。

腹意識之潛在

腹意識者。卽腹力之意識。卽腹力充實之意識也。又卽腹「我」不分之狀態。轉移全身之力於下腹之狀態也。此非可僅於特別之短時間而故意爲此意識者。當不論何時何地。常自然而爲此狀態。苟非睡眠中又非故意弛腹力之時。腹中悉當以全身之力充實之。若夫於某時間故意而入力者。則決無效用。蓋自然者方爲貴耳。故此腹意識之存在。亦不必爲顯著的。且寧以潛在的爲善。夫欲得此腹意識。固須以非常之努力修行之。其最初時。意志之作用。實爲必要。故意識決不能忘却之也。

然及練習既久。自能超越此故意之境。而達於自然充實之境。此余所謂「腹意識之潛在」也。

腹意識潛在之必要

吾人練習靜坐法之際。當有意的爲意識之持續。任至何時。不可間斷。然當外務紛乘。既欲治事。又欲入力於腹。則必有不遑兼顧之患。所謂逐二兎者必雙方並失也。在手足等肉體上之動作。則腹亦肉體之一部。其注意或尙不至於紛歧。然於思考研究爲精神上動作時。而欲有意的入力於腹。則注意力自必分而不專。此於思考研究上。非唯無益。而又害之矣。故余一方論腹意識之必須存在。又一方論腹意識以潛在狀態爲貴也。既爲潛在之狀態。則自無注意分歧之患。可以滿腹之力而從事於研究及動作。凡擊劍、柔術、習字、作畫、讀書、研究、思索等無不能之。且一切可得滿足之效果。腹意識之所賜。顧不大哉。

第二節　身心之統一及注意力

「我」爲力塊之意識

吾人恆言「力」矣。然所謂力者果能具體的知其意味乎。於力之存在。能意識之乎。自余一人之經驗言之。則余修行靜坐法而未感得腹意識之前。「力」之觀念甚爲抽象的及機械的。且「我」之觀念亦極漠然。注意時則有「我」之意識。不注意則全忘之。其時「我」之存在。尙屬間歇的也。然一旦腹意識既具之後。則不唯得「我」爲「力塊」之意識。且此意識常住不斷。苟腹力不弛。則決不間歇。換言之。卽間歇的存在之「我」。一變而爲常住不斷之「我」也。豈非腹意識之明效大驗歟。

身心無區別之意識

前言「我」爲「力塊」。而此「力塊」之「我」。決非單爲肉體的方面。同時更爲心靈的方面者也。「我」爲「力塊」之意識。此意識中實心與體相調和者。不唯調和。實兩者全無區別之可言也。蓋腹意識者。爲腹力充實之意識。故第一爲肉體統一之意識。第二爲心靈統一之意識。第三爲身心統一之意識也。自此點考之。則「凝腹法」。謂爲統一身心力之方法亦宜。吾人之體之心。固皆爲「力塊」。然因此凝腹法。而吾人可自覺之。卽可以有意的而結合調和體力及心力。又可集此兩方之力於臍下丹田而結合調和之。至是而遂得身心無區別之意識矣。余因習岡田式靜坐法。始而得具體的之「力」之意識。繼則得具體的之「我」之意識。此乃確實之經驗。初非讕言也。

統一身心者爲注意力

所謂身體爲一「力塊」之意識。卽謂統一體力而於其統一能意識之也。然體力乃散在於各部者。故先有統一之必要。惟此各部種種之力。如何而能統一之。此亦一問題矣。

前所云凝腹法。非以體之力而凝腹者乎。其確能統一固無疑矣。然凝腹之力果何力乎。又其力自何處來乎。被凝者雖爲體力。然凝之力。則決非體力而實爲心力也。此力爲心之如何之力。則注意力而已。而此注意力。一方使體之全力集注於臍下丹田。同時又使心之全力亦集注於臍下丹田。如是而心之統一。遂於不知不識間而完成之矣。以世人普通之考想。心之統一。似極難實現者。然依靜坐法而利用腹力。則心之統一。實現良易。余故曰靜坐法非僅爲身體之健康法。又兼爲精神之修養法也。

第三節　心之所在

心在何處乎

茲所云之心。非人死後而往天國之靈魂。乃吾人現有之心也。然吾人之心。今果在何處乎。此問題。驟思之似近於愚。然詳細考之。實極饒興味。又至有益之問題也。今試問人「君之心今在何處乎」。多數之人。必瞠目不知所答。若强問之。則唯答以不知而已。更試問「君之心在體之內乎外乎」。則當有茫然不解者。然多數必以在體內答之。又試問「旣在體內。則在手乎。在足乎。在頭乎。在胸乎。在腹乎」。以在頭爲答者。當必有之。然大多數必答以不知。蓋彼但知心之存在而實不知心之所在也。

心在頭乎在腹乎

彼謂心在頭者。必略受新教育之人。既稔知頭中有腦髓。其腦髓爲心之作用。故一言及心。直聯想腦髓。而以心與頭等視而齊觀焉。然以純粹之舊說考之。則心與頭之聯想。較之心與腹之聯想爲薄弱。自昔中國及日本皆以心在腹。而無有謂其在頭者。今日下等社會之人及無教育之人。作此想者。亦尚不少。夫與心相緣之心臟。明明不在於頭。故於言「心地」「安心」「心痛」等之時。其聯想決不及於頭。又如「膽力」「膽略」「腹心」「腹笥」「胸臆」「胸有甲兵」「胸無宿物」等之語。非皆以心在腹之左證乎。

第四節　注意之二種與對象之三種

注意之二種

心爲靈府。其活動有神出鬼沒之奇。故其所在。實有令人難於捉摸者。然謂吾人竟不能稍稍測定心之所在。則亦未然也。

夫心者。集注於注意所向之點者也。故注意爲心之傾注。卽思想之集注。而此注意。普通亦分爲二種。卽故意之注意與無意之注意是也。

無意之注意云者。卽無關於意志作用之注意。非吾人特別而注意之。乃出於自然之注意也。譬諸雷鳴。人自然聞之。又如電光。人自然見之。特畏懼雷電之人。則於他人所不聞之輕雷所不見之微電。而已震於耳駭於目。此豈彼之特別注意。故能聞人所不聞見人所不見哉。亦寧爲雷電自然惹其注意故耳。

又故意之注意者。此非他物惹其注意。而全由於自己之特別注意也。吾人平時所言之注意。多屬此類。例如教師命學生注意於某問題時。又吾人熱心學問而注意於書籍時皆是故意之注意。故意之注意易於淆亂而繼續恆難。無意之注意。始雖無意。然於繼續之中。變爲故意之注意者頗多。注意雖有此故意無意之區別。然其爲思想之集注卽心之傾注。則無異也。

注意之對象——三種

注意爲心之作用。然爲注意之對象者。則可分（一）外物（二）觀念（三）感覺之三種。吾人注意於第一種（卽外物）或第二種（卽觀念）之時。恆不能自覺其心之位置。例如讀新聞紙時。吾人之目固在新聞紙也。而其時之心豈亦在此乎。然自心理學上言之。凡外物皆在意識之範圍以外者。故心在新聞紙之意識。決然無之。又若注意於觀念及思想時。則吾人之心。固當集注於觀念及思想。然集注於體中何處之意識。亦全無有也。

然若注意於冷熱痛癢等之感覺時。則不唯單作此想。又實際感知之。且其感知非漠然者。必確於體之某部分而感焉。此以其感覺與體之某部分有關係故也。

又如注意於外物而其物非實現於目前之時。此不過單爲觀念而被其注意耳。與抽象的之觀念（例如自由、正義、真理等之觀念）無所擇也。故吾人考想歐洲之戰事。吾人之心。決非實際在於歐洲。不過集於歐洲之觀念耳。

對於感覺之注意及其時心之位置

然注意於感覺之際。則其趣大異矣。夫感覺亦非不能作抽象的觀念而考想之。然兹所論。乃實際感受之感覺。非考想也。其時之注意。非向於考想而向於實際之感受者也。既發現爲感覺矣。則其感覺自必限於體之某局部而無疑。故吾人若於一定之局部起某種感覺而注意之。則其心自集注於此感覺之局部矣。然則於觀念之際。雖不能自覺心之位置。而於有所感覺時。則謂其必能知心之位置。固無不可也。

例如頭痛時。則注意自然集於頭痛。卽謂此時之心在於頭可也。又如齒痛、腹痛、冷熱之觸覺、甘辛之味覺。苟屬於感覺者。注意莫不集於其所感之局部。故心亦然。惟注意上當差別者。卽注意於抽象的之觀念及思想之際。不能感體之局部。而注意於具體的之感覺時。則能感體之局部也。

第五節 身心之統一及腹力之利用

凝腹法與身心之統一

我等修行腹力法而集體力於臍下時。心力亦自然集注於臍下。其理由觀上所述。當可明瞭。欲集體力於臍下。以凝腹爲必要。而欲凝腹。則非藉故意之注意不可。卽非練習「凝腹法」故意入力於腹。不爲功也。入力於腹愈甚。則凝腹之感覺愈強。凝腹感覺之強。卽全身全心之力並集注於腹之證。腹凝者卽心凝。而凝體與凝心。至於凝腹而自然調和矣。蓋先爲體之統一。而心之統一繼之。至後而身心乃全相統一焉。

精神統一與精神一到

身心之統一卽所謂精神之統一。實不外故意的注意之結果。然此故意之注意。確爲吾人所最必要者。所謂「熱心」所謂「專心致志」等。皆同此意。西諺有之曰。「天才者忍耐也。」此忍耐亦不外故意之注意耳。又東方古語曰。「精神一到。何事不成。」此所謂精神一到者。蓋亦注意之傾注。卽精神之統一也。

故凡事之成敗。惟以有無統一之精神爲斷。不論所治何事。其熱心與否。卽成功與失敗所由分也。在血氣未定之青年時代。最爲緊要。又最感困難者。實爲此注意力之集注。其能以不屈不撓之注意力而從事。不存畏難苟安之想者。必爲非常之英傑。決能成功之人。大凡注意力能集注者。卽爲意志堅固之人。自努力之方面言之。則爲不撓不屈。又自主意之方面言之。則爲不動不惑也。

哲學家康德及教會堂之高塔

自昔迄今世界最著名之哲學家。當以德國之康德爲首。其思想之幽深玄遠。無與比倫。如所著之「純理批判」。爲世間書籍最難索解者之一。其思想爲絕對之抽象的。如彼之「十二範疇論」。又如「物之自身」之說。可令人想見彼確爲心之人而決非體之人也。然康德有一逸事。頗饒趣味。至今傳之。蓋康德凡獨居深思。鑽研艱深之哲學時。必眺望其隣近教會堂之高塔以爲常。久之而隣家白楊樹日益茂盛。高塔爲枝葉所蔽而不可復見。其精神遂恍惚游移。若無所附著者。而研究幾廢。於是不得已至懇求隣家芟除白楊樹枝葉云。如康德之大哲學家。其心（卽精神）活動時。尚不能無賴於物質的支柱。此非其明證乎。

要之。實際生活上。體與心確有密切之關係。吾人之心。（卽精神）於其存在及其活動時。必須有某種之物質的支柱。而此物質的支柱。大則爲物質界之全部。小則爲吾人之肉體。而肉體尤以腹爲主也。

腹爲心之物質的支柱

余昔爲某問題之研究。極欲注意力之集注。而往往無效。其時益奮勇氣以集注之。而紛歧益甚。然自行凝腹法使全身之力安定於下腹以後。則不論何時何地。注意力可自由而集注矣。如唯恃一心而欲注意於某事。其集注甚難。蓋將注意時。而注意力又條離於本問題。而惟以不可不注意爲心矣。然一朝集注全力於臍下丹田。則腹爲心之物質的支柱。非惟全身而已。並全心之力亦傾注於臍下丹田。則其臨事之際。實以全身全心之力當之。尚有何不濟者乎。

故意之注意與腹力之利用

自無靜坐法經驗之人考之。必謂專恃一心者與入力於腹者。不論營治何事。其效果當無不同。然自實際之經驗觀之。則二者之間。其差異甚大。蓋不利用物質的支柱。而惟以心直接集注其注意。其爲事良難。若利用物質的支柱集全身之力於下腹。則注意之集注。非唯甚易。而效果亦絕大。且苟不弛其腹力。無論迄於何時。可繼續注意而不稍疲勞。蓋至是而我等始得了解忍耐二字之眞意味也。

第六節　意識之統一及意志

意識與意志

大正二年二月二日故元良博士之追悼學術講演會中。彼以透視事件有名之福來博士。演說靜坐中身體動搖之理。余雖未躬聞之。然亦嘗讀其速記錄矣。博士以靜坐中身體之動搖歸於意識不統一之結果。而斷定其與舞蹈病、精神病、催眠術等之自動作用相同。又其說明練習靜坐者之心的狀態也。謂「彼等先失觸覺、次失視覺及聽覺、終至全無意識」云云。凡正式練習靜坐法之人。固無不以此說明與事實相牴牾矣。若萬一實行靜坐法者之中。有如福來博士所云全無意識者。則其所行之靜坐法。決非岡田式者無疑也。

實行岡田式靜坐法者。雖靜坐中。決無有無意識之時。兩目故意閉合。其無所見固也。然聽覺及觸覺。決非消失。靜坐中之身體運動。非以有意的出之。其爲無意志的。固無待言。然決非無意識的者。二者之間。豈可混視。又靜坐法之目的。非在意識之消滅。而在意識之統一。集注全身之力於臍下丹田。而於此處統一全身及全心之意識。實其本領也。故岡田式靜坐法。於精神病及舞蹈病之治療。效力甚大。其事實與福來博士之所云。全相反對。此靜坐法、曷以於精神病舞蹈病而有大效。則全以意識之統一故。意識統一。故可已無意味的振動之舞蹈病。又可愈意識分裂之精神病也。

靜坐之練習及強固之意志

多數練習靜坐法者之中。昧於岡田式之眞意。而混視動搖與舞蹈病及精神病者之自動作用相類者。或亦有之。然此決非岡田式靜坐法之主張。而全由於誤解也。如前所云。以意志力集注全身之力於臍下丹田。而又可以意志力中止此注意之集注。故身體之動搖。亦可以意志力左右之。無意志的之自然動搖。與有意志的之中止其動搖。二者實並立而不相妨。故若練習靜坐法之人。謂靜坐之際。決不能自已其動搖。則於此範圍內。已誤解靜坐法矣。

靜坐法之根本要義。惟在集注全身之力於臍下丹田。卽所謂統一意識也。然欲達此目的。以有意的注意及強固之意志爲最要。例如欲終日繼續腹力。必當有意的注意於腹。而不絕入力其中。故強固之意志尙焉。若夫中止身體之動搖與此相衡。猶反手耳。然靜坐法之練習有素者。一朝十分入力於腹。其意志之強固。殊可驚異。此決非單爲智情意中之意之力。而實爲全身全心之力合體之作用。所謂渾身皆膽者。其卽如斯之狀態乎。

人格之內容

人格者。爲近人最喜用新名詞之一。然人格之內容果屬若何。高尙之人格乎。理想的人格乎。其意味亦頗漠然。此中固有極大之問題。然普通言之。則人格之中。其所必要者。(一)爲良善之體格。(二)爲銳敏之智力。(三)爲上品之感情。然有更要之一事。卽強固之意志也。且此強固之意志。不可單謂爲人格要素之一。實則結合統一他要素而造成人格者。悉惟此是賴。故苟無此要素中之要素。則他要素雖如何完備。而欲望理想的人格之實現。豈可得乎。

意志及自由

意者、志所發也。志者、心之所之也。心而向於某方向。非達所祈嚮不已。卽意志強固之狀態也。意志強固者之心。宛如指北之磁針。而意志薄弱者之心。則如隨風漂泊之海波。而靡有定向。要之。意志之作用。所以定全心之力之所向。有莫能或外者耳。吾人之身體智力及感情。皆循意志之命令而活動者。故身體智力感情三者。吾人當善馭而利用之。而決不可爲肉體及感情所制。意志宜強固。而尤宜自由自主。不可爲肉體及感情所奴隸。然吾人實最易奴隸者。卽不至奴隸。亦最易爲器械的者也。器械及奴隸。皆不能自由自主。而被役於他物者。故吾人利用外部之境遇又利用內部之一切能力。爲最要矣。

固臍

強固之意志。於人格涵養上。其重要若此。而靜坐法於此意志鍛鍊上如何有效。則觀日本諺所謂「固決心之臍」一語。亦可知矣。此諺之起原。與靜坐法固全無關係。然在練習靜坐法者思之。則饒有意味。固臍者。卽凝腹之意。如是而眞正之決心始得發生。又意志始得而強固也。吾人之決心。最易變動。故一旦決定。而究能繼續至於何時。則往往自危自疑。反有自弱其決心之傾向。故最當努力者。厥惟固臍。卽集全身之力於臍輪也。此力苟不弛。則決心必無變動之處。故吾人不必自疑決心之繼續如何。惟當以不弛腹力爲務。此決心。於腹力繼續中。必可永永繼續。故入力於腹。意志自然強固。則下腹之力。實保證意志之力者也。意志之作用。(卽決心)始雖屬心靈之事。然至後則肉體亦大與有力者。此吾人所以希望肉體與心靈之調和的動作。又確認其有至大之裨益也。

第三章　身心統一之結果

第一節　一　活動的

不思議的強力之利用

以上研究靜坐法之練習。如何而得凝力於腹。又此凝力之腹。如何得使肉體與心靈調和而統一。而此身心之統一。當於肉體及心靈起如何之結果。又當有如何之影響。此亦不可不稍事研究者也。下文當略及之。

今欲研究此等之影響及結果。當先切記此凝力之腹。實凝集全身全心之力者也。此力如前所述。爲不思議之強力。而腹確爲此強力之無盡藏。意識此力且利用此力者。乃靜坐練習者之特權也。

喜活動

世間身心不喜活動之人。最占多數。此於下等社會爲下等游民。於上流社會則爲高等游民。所以妨害社會之進步者甚大。然一朝練習靜坐而少有所得之人。不惟不以活動爲苦。而反覺愉快矣。其活動之結果。間接而得愉快。而其從事於活動。實直接之愉快也。身心之力。異常充足。自然不得不以活動發洩之。活動既感愉快。則怠惰自爲其所不喜。其活動非屬於有意。而出於自然。靜坐中身體之動搖。卽自然活動之明證也。

勞動者之福音

車夫之挽車。農人之耕田。如皆入力於下腹而爲之。則其下腹宛如彈機。而身體自爲機械的律動。其勞動一變而爲一種之運動及體操。不唯視爲娛樂。且勞半而功倍矣。則靜坐法在從事勞動者。豈非空前之大福音乎。此盡人可以實行。又直可實驗其效果者也。又爲精神的職業者。其所獲之效果亦同。而自然益喜從事於活動。如是則我等人類由活動而進於活動。社會之目的與人生之理想。當可漸次實現矣。

血液之循環

實行靜坐者喜從事於活動。其重要之理由自在身體之健康。然靜坐曷爲而能健康。則全以血液循環之良耳。

血液普通一分間循環全體二周有半。以供給營養分於各部。然其循環頗易爲不規則者。故血液之分配。每有不平均之患。某部充血。某部貧血。而種種疾病由是起矣。

充血及貧血

凡人血液皆易上集於頭部。頭爲腦髓所在處。容積旣大。動作亦頗激烈。故血液之上升者。恒易過度。卽所謂充血也。血液之分量。每人約四升五合許。血液上升頭部者旣多。則他部自必貧血而營養被損害矣。

又腹部諸臟腑。爲消化、吸收、分泌及其他種種之活動。故需多量之血液。而以無數毛細血管供給之。以是而血液停滯於腹部甚易。卽當歸於心臟之血液。往往不歸心臟而停滯於腹部諸內臟之中也。

然實行靜坐法而力十分充實於腹部。則身體一切之筋肉。自然緊張。此其結果。遂成血管之壓迫。而血液絕無停滯之機。歸於心臟。而再分布全身焉。如是而全身之血行自然活潑。血行活潑。則血液中所有之營養分。自然均勻分布於身體之各部。手足之尖。普通最易寒冷者。卽以貧血之故。其營養不良。自無待言。實行靜坐法者之手足。雖在冬季。亦必溫暖。此卽血行與營養十分佳良之佐證也。

老廢物之排泄

血液之循環。非唯均勻分布營養分而已。又所以排泄有害之老廢物也。血液一方輸送酸素及營養分於全體。又一方於身體各處。吸收炭酸、尿素及其他有害之老廢物而排泄之。故若某局部血行緩慢。則老廢物自必停滯。而黴菌及寄生物。直卽繁殖而起一種中毒作用。其局部遂起焮衝、感苦痛、而成疾病。甚至死亡。吾人疾病中由此等老廢物中毒而來者頗多。若血行佳良。營養分之分配與老廢物之排泄。活潑進行。則當永無罹病之時。靜坐法者。實根本的使血行活潑。而使營養分之分配。與老廢物之排泄。並極增盛者。故身心之健康益進。而活動力亦益增加焉。

筋肉之發達

實行靜坐法者活動力之增加。其最顯著者卽爲筋肉之發達。蓋實行腹力法者之筋肉。實全身到處。皆均等發達而富於彈力者也。身體之肥大。有脂肪肥及筋肉肥之別。脂肪肥爲一種病的現象。血行不良。又心臟衰弱之證也。其皮膚之色彩。亦與筋肉肥者全別。觸其筋肉。如豆腐然。柔輭而無彈力。而筋肉肥者。則彈力頗強。堅實特甚。可以急行。又可從事於力役。若以脂肪肥者當之。則直喘息動悸而無能爲役矣。

又試就諸種之運動家及勞動者而檢察其體。例如冶工之腕、脚夫之足。其筋肉皆肥大而有彈力。然他部之筋肉。仍與普通人無別。則其身體之發達。甚偏頗而不平均矣。若夫實行靜坐法之人。未嘗爲此等特別運動及勞動。而血液循環。常能活潑。酸素及營養分之供給充足。老廢物之排泄迅速。身體全部之筋肉。悉圓滿發達。且彈力甚強。如是而內臟及諸機關之動作。自然活潑。血行作用無論矣。呼吸作用、消化作用、吸收作用、分泌作用、排泄作用、燃燒作用、發汗作用等。無不旺盛。其人之健康。自愈益增進。精力自愈益充實矣。

靜坐與活動

世人對於靜坐之語。最易誤解。以爲岡田式惟於坐時可實行之耳。而抑知不然。自個人方面、社會方面考之。吾人之肉體及精神。皆當活動者也。若自朝迄暮。惟潛居斗室。瞑目靜坐。或惟爲鼓腹動搖。豈卽能進德修業富家強國。而圖文明之發展乎。此非唯極大之疑問。且亦滑稽之甚者矣。故一言以蔽之曰。吾人之靜坐。非爲休息。而專爲活動也。

又練習岡田式之人。其以一日中瞑目二十分或三十分間爲畢。其能事者不尠。此亦大誤也。此蓋混視「定時之靜坐」與「不斷之腹力」者也。夫遵依「瞑目的靜坐」之形式而練習岡田式者。一日中惟一二次。然岡田式實自朝起以迄夜眠。無時不當實行者。故我等之態度。無時無地不爲活動的靜坐也。

活動的靜坐靜坐的活動法

實行靜坐法之人。無論動靜。一切之事。無不以腹中所蓄全身之力而行之。雖謂爲全身活動可也。故身體之動靜。惟其外觀上之變化。以腹力法而奔馳之車夫。雖奔馳亦靜坐也。以腹力法而爲坐業之人。雖安坐不動。實以全身之力而從事。與奔馳之車夫無異也。則靜坐法者。固活動的靜坐法又靜坐的活動法矣。

第二節　二　忍耐強

疲勞及忍耐

吾人言疲勞之時。有屬於體者。有屬於心者。如步行時之疲勞。則屬於體。勤學時之疲勞。卽屬於心也。然勤學時之疲勞爲心(卽知力)乎。或爲體(卽腦髓)乎。亦尙在疑問之中。但以靜坐法之結果言之。其以步行及勤勉而感疲勞者甚少。蓋因其決非單用一局部之力。實以腹中所蓄全身全心之力當之故也。吾人之腹。實爲力之無盡藏。故利用腹力時。可爲非常之忍耐。夫旣言忍耐矣。聞者得無疑爲勉強忍耐而不勝其苦者乎。然吾人以腹力之利用。自然不感其疲勞。而忍耐自強。所謂忍耐者。非勉而爲之。乃自然出之者也。勉強之忍耐。其苦自不待言。而自然之忍耐。實毫無所苦。且全忘其忍耐矣。故練習靜坐法者。倦怠及疲勞之現象自然消滅。而常有堅忍不拔不撓不屈之精神焉。

忍耐及腹力

試攜重物而行。暫時之間。手必疲勞而無力。若更勉強入力於手。則手必凝而痛矣。當此之時。若不入力於手而惟十分集注全力於下腹。則其手必有舉重若輕之概。蓋其時力由手而移腹。其物非以手持而以腹持。自能忍耐之矣。又如揉擦他人之肩。暫時之間。必已疲勞不堪。此時若十分入力於手。而疲勞益甚。

其時若集力於腹。則於不知不識間。而忘却手之揉擦矣。蓋故意入力於手。忍耐揉擦之疲勞。覺其時甚長而難堪。若集力於腹。則並時間而忘之。其忍耐自易易矣。

不感疼痛

余左肩嘗以打撲而傷。每值氣候之變異。必發劇痛。某晚使長男揉其局部。長男用力少重。其痛殊甚。余不禁縮肩而蹙額焉。爾時忽自察其腹力。則腹皮殆已弛緩。於是急十分入力下腹以緊張之。則忍耐力驟強。額之顰蹙。頓然消滅。變化之速。誠有不可思議者。蓋蹙額之時。卽入力於額之時。及力由肩及額而轉移於腹。則腹皮緊張。而額自不顰蹙矣。

目瞬之忍耐

練習靜坐之人。目瞬之數。可非常減少。岡田先生可半時間至一時間而目不一瞬云。專恃一心而欲其不瞬。其忍耐頗難。若行腹力法而試之。則腹力苟不弛緩。決可不瞬。每當欲瞬之時。而幾度十分入力於腹。則自能忍耐。此非以瞼之力忍耐之實以腹力（卽全身全心之力）而忍耐之也。佛敎有云「天人（天女）之五衰」者善於諸曲。然五衰之第五。爲「眼目屢瞬」。蓋天人亦時而衰弱屢屢目瞬也。屢屢目瞬者。乃神經衰弱徵候之一耳。

不戴眼鏡

余十六七歲時。以近視眼故而戴眼鏡。自是一日亦不能或離。凡三十餘年矣。乃距今二年半前。（卽始習靜坐半年之內）遂棄置不用。直迄於今。然試驗近視眼之度。則與三十餘年前曾無稍異。依然左眼十八度。右眼四十二度云。要之。眼力非常強銳。視雖近。而神經決不因之衰弱。故雖不戴眼鏡。亦毫不疲勞也。

禁酒及禁菸

世人熱心於禁酒及禁菸者多矣。然此旣成之惡習慣。如欲一旦脫離之。則良非易易。非惟禁誓徒託空言。且有愈禁而愈犯之者。夫吾人之欲飮酒吸菸者。必以身體有病的缺陷之故。以欲彌其缺陷。遂覺此等興奮物爲所必需。故此缺陷一日不愈。

則決無禁止之望。蓋禁止爲不自然。而不禁止實其自然也。故岡田先生嘗曰。今不飲酒不吸菸之人中。亦有同等之缺陷。而感菸酒爲必需者實不尠。惟其不飲不吸。遂不知菸酒可彌己之缺陷耳。

缺陷及其治愈

然實行靜坐法而常集注全力於臍下丹田之人。則其禁酒禁菸之忍耐。決非如普通人之難。此中蓋有二理由焉。

第一理由。卽決心而有物質的支柱是也。普通人不利用腹力。而惟恃一心以禁止菸酒。則以無物質的支柱之故。雖有決心而亦難於實行。然若先入力於腹利用此腹力以實行己之決心。則決心得物質的支柱。而有所依據。自無思及酒菸之餘暇。其忍耐自強。而其決心亦自不遭挫折矣。

第二理由。卽缺陷之治愈是也。常熱心實行凝腹法之時。不唯無思及菸酒之餘暇。且內部元氣充實。精力彌滿。不思議之活力。噴涌而出。身體中一切缺陷。自然完好。

因此缺陷而生之惡癖自然消滅。非勉强忍耐而禁止之。乃其惡癖之自然枯死也。故決心及忍耐之難。不在禁止菸酒。而實在修行凝腹法耳。

第三節　三　毋怠忽

腹之感覺銳敏

修行凝腹法而集注全力於下腹時。腹部凝固而彈力充滿。其感覺自然銳敏。故由身體內外而來之衝動及刺激。感之甚速而且銳也。

蓋外部之刺激。乃先觸於身體之某局部而後達於腹者。故自順序言之。局部先而腹後。然此順序之先後。隨靜坐法之練習。而其間之距離。逐漸短縮。迨後而局部之感覺。腹殆可直接感覺之矣。例如電車乘客雜沓。皆攀持革帶而立。當於急迴線路之際。普通之人。身體必突感震動。然練習靜坐法者。其腹先感之而緩和其震動之勢。故了無攀持革帶之必要也。

又內部所發之衝動。例如喜怒哀樂之情。當其未外現之前。而腹必先感之。腹之感覺非常強銳。故衝動每爲其所中和。而不復外現。例如將發憤怒之時。外部尚未表現。而腹已先感其發作而中和之。其怒意遂立卽消滅矣。

今更取譬言之。凡自外而入之刺激及自內而出之衝動。皆先稟告於腹。而後或出或入者也。則實行腹力法之人。其無瑕隙無怠忽之姿勢。寧非奇妙之至乎。

腹力法爲無怠忽之姿勢

劍術家及柔道家。有所謂「有隙」及「無隙」、「怠忽」及「無怠忽」之語。其所謂隙及怠忽者。屬於體乎。抑屬於心乎。夫欲明示其體與心之所屬。良非易易。然若強言之。則隙似多屬於體。怠忽似多屬於心。而常實行腹力法之人。卽確爲無隙無怠忽之人矣。前言岡田式於臍下以外之部分。皆當全弛其力。則實行岡田式者之姿勢。自彼挺胸聳肩者視之。似全身皆隙也。然外觀如此。而實際適爲其反對。如不倒翁然。任被投擲。而終必躍起。其全身全心之力常集注於臍下。故體與心無毫釐之瑕隙。無俄頃之怠忽。其治事之際。無隙可乘。自不待言。卽靜處之時。亦不稍怠忽。又自我等無怠忽者之眼光視之。世人之大多數。其心其體。無處非隙。實處處可受人攻擊者。而彼等則全不自覺也。諺有之曰。「怠忽即大敵」。故我等必當爲無怠忽之人。然所謂無怠忽者。其意味若何。又無怠忽之姿勢當如何。吾恐世人完全知其方法者。不數數覯也。

無怠忽之練習

余欲常爲無懈可擊之姿勢。嘗與家中兒童數人約。不論何時可手擊余腹。若腹力少弛。每次當罰銀五分云。此乃余之練習之一法也。前年夏中失敗都十一次。凡罰銀五角五分。乃自是而後。余用意大爲周密。絶無腹弛之時。兒童等遂運種種之策畧以相嘗試。當時余方教次兒學碁。次兒年方十歲。一日余謂之曰。汝攜碁枰來。余當教汝碁。乃彼攜枰至半途。忽大聲呼曰。枰甚重。余力不能勝。墜於足上矣。余信之。遂趨往取枰。不意枰下忽出一拳以突余腹。竟達彼之目的云。於是余益益注意。絶不怠忽。後余問兒童曰。汝輩近日何不擊吾腹。兒童笑答曰。早無效矣。遂永不復一試焉。

此無怠忽之境域。余青年時代力欲造之。嘗費種種之苦心。而迄無效。今以修行靜坐法。而始得達多年之目的。此余所深自奇異者也。

怠忽之消滅及呼吸之利用

前屢言三折之姿勢及集全力於下腹矣。此姿勢及腹力。乃自晨興以迄夜寐。俄頃亦不可或忘者。前又不云靜坐法當利用呼吸及發聲乎。不唯吸息時當膨大下腹。吐息時尤當膨大之。而呼吸之數一分間凡十八次。則一時間臍下當感覺氣息出入一千八十次也。此事稍有怠忽。則必無成功。故吾人於所謂「我」者。決不可忘。若或忘之。決不能爲無怠忽之人矣。

精神充實之意識

靜坐法雖一呼一吸亦當利用之而不可怠忽。其眞能不怠忽者。卽眞不忘「我」者矣。故眞實行靜坐法之人。卽常自覺有「我」之人。卽常意識有「我」之人。在普通之人思之。此時時不忘「我」之狀態。其苦當不可言。然自靜坐者觀之。則毫無所苦。且極自由極愉快者也。如此精神充實之狀態及其愉快。余於靜坐中始得而實驗之。今更總括此狀態及其愉快而稱爲精神充實之意識焉。

精神充實的意識與自己分裂的意識之比較

余近以氣候不良。而前年打撲受傷之部分。時發劇痛。其苦殆不可名狀。試以此傷痛與精神充實之意識相較。則二者之間。實有雲泥之判。打撲傷之痛。爲病的意識、局部之意識、自己分裂之意識、又苦痛不快之意識也。若夫精神充實之意識。則健的意識、全體之意識、身心調和之意識、又平和愉快之意識也。又如吾人偶爲惡事受良心上責罰之時。其意識亦爲病的意識、自己分裂之意識、又爲苦痛不快之意識、責罰者與被責罰者相衝突之意識。而精神充實之意識。則決非如斯分裂之意識。又非苦痛之意識也。又如俳優演劇於舞台之上。其時若縈心於他人之評判及其他種種之利害。則其藝決無臻於神妙之望。其時之意識。卽所謂「二心」。此亦病的意識、局部的意識、自己分裂之意識也。若真得身心調和之意識（卽精神充實之意識）者則不論所治何事。無不自然臻於妙境。可以感鬼神可以動天地。所謂至誠通天者卽此意耳。

第四節　不發憤怒

憤怒

人當憤怒時。若忍耐而練習靜坐法。則憤怒必可消滅。此修行靜坐法者所數數實驗者也。

憤怒爲情緒之一。乃躁急之結果。一時的發作病也。偶爾心情不快。卽血液上升。或擊或蹴。一切不顧。迨至事過情遷。則往往後悔靡窮。世間之不幸而罹罪惡者。多由於此。若人人能制此憤怒。則小而家族。大而國家。必可增無限之平和及幸福矣。佛教以貪瞋癡爲三毒。瞋者瞋恚。卽屬於怒者也。佛教蓋以之爲一切罪惡之根源焉。世人制此憤怒之法。凡有種種。美國有名之理學家兼政治家富蘭克令之座右銘曰。「若起憤怒。則屈指計數。自一以迄於十。如憤怒過劇。則更數至百云。」人能如是。則憤怒自不易發。而方寸之間。常愉快自得矣。惟當此危機一髮之際。能從容計數以迄於十百。實非易易耳。

情緒之特質

修行靜坐法者。曷爲能不起憤怒。此中蓋有當然之理由焉。今欲說明之。則當先就情緒之特質而略述之。

近時心理學家分心之作用爲智情意三者。而情更分爲三種。第一情緒。第二情操。第三情慾也。

何謂情緒。如怒、恐、喜、樂、憂、悲、憐、妬等皆是。簡括言之。則所謂喜怒哀樂也。吾人普通稱情緒爲情。而所謂情之特質者。卽在其發作時與身體某局部狀態有密接關係之點。如皮膚色澤、筋肉伸縮、心臟鼓動等之變化是也。憤怒之人。面色深赤。額部青筋漲立。眉角倒竪。口端緊縮。呼吸促迫。悲哀之人。則面色鐵青。淚液直流。口唇哆開。

心臟之鼓動。亦呈變態。凡此皆情緒與身體關係密切之明證也。

席姆士博士之情緒論

席姆士博士者。「實際主義」開祖之一人。亦有名之心理學家也。氏之情緒論。乃顚倒普通之說。謂一切情緒悉隨屬於身體某部分之狀態變化者。依博士之說。則當憤怒之時。乃先變化身體某部分之狀態。而吾人知覺此變化之狀態。卽情緒也。博士如此奇異之見解。一時反對之學者甚多。如英國心理學家伯郎肯百利依氏。其所著心理學。對於席姆士博士之說。凡設四難。要之。身體上變化之知覺。決不得謂爲情緒。且身體同一之狀態。亦非定由於同一之情緒者。故博士於身體上變化之知覺直斷爲情緒。實屬無理之武斷。惟情緒與身體變化有密切之關係。則爲不可爭之事實耳。

怒者身乎心乎

余嘗聞諸某陽明學派之人。謂舊本大學。「有所謂修身。在正其心者。身有所忿懥。

则不得其正。有所恐懼。則不得其正。有所好樂。則不得其正。有所憂慮。則不得其正」等語。依此本文考之。則忿者恐者好者憂者。皆爲身而非心也。而伊川朱子之徒。剏此本文之身字而代以心字云。孔子究以此等屬於身乎抑屬於心乎。雖不可知。然中國學者之中。有以情緒屬於身體者。則要爲事實也。薄志弱行之人。可無待言。卽不論如何之人。亦於此等情緒激發之時。每每不能自主。而盡失思慮。悖棄理性。一以感情用事。此世人之通弊也。所謂吾人爲感情之玩具者。卽謂此耳。吾人果如何始能不制於情緒而反得制止之。此實古往今來之大問題矣。

腹有中和衝動之作用

欲說明靜坐法可免憤怒之理。當先知腹有中和衝動之作用。今略述如下。既得腹力充實之意識。集注全身之力於臍下丹田。下腹凝固而彈力充滿。則腹自能誘起律動。使凝固者緩和。而同時腹又爲全身之彈機。以中和內外一切之衝動焉。又如前所述。下腹宛如彈力充實之橡皮毬。吾人之姿勢。恰如擁抱此毬者然。且不惟擁抱之而已。又如吾人全體。成一橡皮毬。而由此毬發生手足者也。以世人普通之姿勢。著履或乘車而步行石道。必有震動頭部之患。又至不愉快者也。然此時若張腹而入力於臍下。則全體得反躍之機勢。而所謂不愉快之感覺。全然無之。且又因律動而起一種之快感。此因衝動未達於頭部之前。先爲彈力充滿之腹所中和故也。又寒冬晨起而齒震之時。若充分入力於腹。則齒震亦立卽消滅焉。

腹如人力車之彈機。又如自轉車之橡皮輪。又如突球臺之克希容。(Cushion)又如蒸汽機關之安全瓣。然世人多不知利用之法。惟練習靜坐法者獨得其利益焉。

腹力中和憤怒之作用

情緒乃由於肉體某部分之變動而發表者。憤怒爲情緒之一。其發作時。有裂眦豎眉額筋怒漲種種之變動。然此等皆末也。而其先必腹部膨張。則腹張固憤怒時身體上最大之變動矣。練習靜坐法者。常集注全身之力於腹。其腹固無時不膨張者。則憤怒時之膨張。自無侵入之餘地。此所以其憤怒於未發之前立卽消滅也。如是則腹者既爲力之無盡藏同時又爲極大之含忍囊矣。

腹關

吾人之憤怒。卽爲心有隙之證。又忘「我」之證也。然靜坐而得「腹力充實之意識」時。卽全身之力與全心之注意同居於腹之時。此「二重之我」決不易忘。且緊張之腹。儼如一種之關。身體一切之變動。或出或入。當先稟命於腹關。必得其許可而始得出入。則其憤怒之情緒。自不能任意發作。且多由腹而中和之消滅之矣。故吾人初時。當常爲有意識的努力張腹。又於憤怒將發時。努力以意識的中和之。亦爲必要。及練習既久。則不必特別努力。而憤怒自被中和矣。

第四章 身心統一之結果

第一節 有膽略

膽略及腹力

練習靜坐法而全力集注於丹田。則全身之重心。自安定於臍下。此卽所謂沈著之人也。不唯身體之重心安定。卽精神之重心亦安定。如斯之人。必饒於膽略無疑。要之所謂膽略者。卽心安定而不易動搖之意。自靜坐法言之。此膽略(卽不動之心)與腹力。(卽不動之腹)乃有密切之關係者。不講腹力而欲得膽略。決非易易。若修行靜坐法而先養成腹力之時。膽略自於不知不識間與腹力俱增矣。全身之重心安定於臍下丹田。其時之腹卽爲不動之腹。腹既不動。則心亦決不得動搖。我等之腹。平常無事時。既極凝固。而於有事之際。其凝固尤甚。故修行靜坐法者。無時不具有膽略。而臨於事變之時。其膽略益有過人者也。

蠻勇及眞勇

吾人每言及大膽或勇氣。輒聯想暴亂及冒險等。然暴虎憑河死而無悔之蠻勇。與深沈大度好謀而成之眞勇。自有區別。乃世人於此蠻勇及眞勇。往往混視。而於青年男子爲尤甚。見人不好逞蠻勇者。多視爲卑怯。然真正之勇氣。決非爲亂暴者。又非限於冒險等非常之時者也。蓋勇氣者。於日常普通之際最爲必要。破規則紊秩序之行爲。決非真正之勇氣。而遵規則守秩序。實際上決非易事。非有真正之勇氣不爲功。勇氣之反對。是爲卑怯。然惟爲善者足稱真勇。爲惡者爲最卑怯。而世人每誤解勇氣之意義。例如言「彼人無爲惡事之勇氣」。卽大謬也。若夫「汝等當勇於爲善」之語。乃吾人宜時時服膺之金言。而此爲善之勇氣。實吾人所最缺乏者。然則一方養成非常時之勇氣。爲正義而水火亦所不避。爲仁愛而鼎鑊亦所不畏。又同時養成普通時之勇氣。不論何事。惟良心之命令是遵。決不爲欺己欺人之事。誠當今刻不容緩之要圖矣。而修行靜坐法所得之勇氣。卽爲遵守秩序之真勇。決非偭越規則之蠻勇。又非僅爲非常時之勇氣。而兼有普通時之勇氣者也。

恐怖

恐怖爲人類天然本能之一。婦人孺子無論矣。雖丈夫亦不免焉。若火災。若地震。若迅雷。多數之人皆恐懼之。而以畏雷鳴者爲特多。霹靂一聲。破空而來。殆無不心驚魄動者。是時之恐怖。其因危險及損害之聯想而起。屬於後天的者。固亦有之。而由於先天的自然而發者不尠。然此恐怖非愉快有利益之事。自不待言。苟有法以克制之。當爲人人所共願。惟苦無其法耳。然苟練習靜坐法。則恐怖之感。雖不能全無。亦必較普通人爲輕微。殆無可疑也。

膽力養成法

今世人之所謂「膽力養成法」者。其方法。其結果。不自然又不完全者甚多。例如普通之膽力養成法。或多人會集爲妖怪談。或深夜獨行墟墓間。或於雷鳴時而外出。如是之類。皆爲消極的養成膽力法。惟欲習慣於恐懼。使其神經遲鈍無感覺耳。故境遇稍異。其所養之膽力。卽全然無用。非隨新境遇而更養新膽力不可。習於狐者。見蛇則怖。慣聞雷者。遇地震則怖。此其膽力亦何益乎。岡田先生亦有言曰。如彼獵者。深山幽谷。了無所懼。然一旦泛舟大海中。一遇風波。則心魄震悸。食不下咽矣。此等皆不過有消極的膽力境遇的勇氣而已。吾人所欲得之膽力及勇氣。決不若是也。

橫膈膜之壓迫及恐怖之中和

吾人凡遇恐懼之時。必股慄體戰而不能自已。此身體震動之原因。果何在乎。則全因橫膈膜之震動也。橫膈膜之震動强。則身體之震動亦强。不寒而慄。毛骨竦然矣。然靜坐法則常入力於下腹。抑制橫膈膜而豫防其震動。將起恐懼時。而橫膈膜愈益壓迫於下方。下腹緊張之度益强。則不論如何恐懼。皆爲所中和而消滅於無何有之鄉矣。故靜坐之功深者。大抵皆不感恐懼。若中途而懼心復萌者。卽其腹力弛緩之明證也。

席姆士之情緒論。其當否爲別一問題。然情緒與身體狀態。要爲有最深之關係者。此等身體狀態。旣可避免或制止之。則情緒自亦可避免或制止之。固理之易見者。修行靜坐法之人。卽常實驗此事實者。如恇怯、動悸、驚心、喪膽等。皆可逐漸消滅者也。

中和恐怖之實例

某夜余家近鄰不戒於火。火光熊熊。直射庭際。家有少女。年十四。夢中驚覺。知爲火災。當此時。婦人之年長者。莫不慄慄驚懼。而少女獨夷然如平時。問其恐否。則曰無恐。問以何能然。少女微笑曰。以勵行岡田式故耳。余家人每朝六時半至七時。皆實行靜坐。故其效有如此者。

又行靜坐法可免暈舟。前已詳言之。故畏怖乘舟之念。亦大易減少。此全以腹力充實。於不知不識間中和其恐怖心故也。充其極雖死亦有所不懼矣。

蓋人之所以恐怖者。皆以畏死之念橫於心中耳。一朝畏死之念銳減。則一切之恐怖心。自半失其力。且腹力日益強。而勇氣自與之俱增矣。靜坐法之所謂腹力者。即世間所謂膽力也。故吾人行靜坐法而養成大膽。實自然之事。則謂靜坐法爲最簡易又最有效果之膽力養成法。亦何不可乎。

心之現在

英語謂天君安定富於膽略之狀態爲Presence of。直譯之。則「心之現在」之義也。其反對卽所謂心不在焉。吾人遭遇大事及倉猝之間。心之紛馳最易。諺曰「急則敗事。」一周章狼狽之時。卽急之時。心不安定之時。忘我之時。又謬誤最多之時也。惟所謂心之現在者。非唯有事之時宜然。實無時不宜然也。然觀世人用英語Presence of之時。多爲非常之際。而於普通之時。則不常用之。然則普通之時。吾人之心失其現在者多矣。此吾人所急宜注意者耳。

第二節　六　克己的

克勝之己及被克之己

克己者。爲世人常用之語。其意義似當爲盡人所解。然詳考之。世人誤解克己之意者不少。卽不誤解。而能得明瞭之觀念者。要必寥寥也。

旣云克己。則己之被克明矣。然被克者己。而克者誰乎。若無克者。卽不當有被克者。

由是而思，則於被克之己之外，當更有一己矣。雖然，克之己與被克之己同物乎，抑異物乎，又兩者之間，其關係若何，亦切要之問題也。

大我與小我

吾人之身本一也。然普通之時，力散在於各部分，宛如羣雄割據之狀。若於心亦不能統一之時，則卽陷於戰國騷亂之狀態。而一「我」將分爲二三，甚至「我」與「我」互設城府而相爭鬬。此等分裂之我，其中最大而強有力者，則總括各局部的之我而統一之。今稱此總括的我爲大我，局部的我爲小我焉。

吾人有種種之嗜慾，然一方嗜慾盛起，而他一方極力抑制之。此時吾人遂有分裂之感。例如禁止菸酒，一方之我方努力禁止，而他方之我，又必欲吸之以爲快。此二方之我，時爲激烈之戰爭。若慾勝，則我卽爲慾之奴隸。若慾被克而負，則卽謂之克己。然則所謂被克之己，卽慾是矣。則克慾之我，是爲大我，而慾者卽小我也。

利己與自愛之區別

吾人普通所言之「我」及「己」。爲大我乎。抑小我乎。此中區別。必不可不明辨之。否則必致思想之混亂迷謬而無所適從。例如「無我」「忘我」「利己主義」等。此等之「我」及「己」。果爲大我乎小我乎。所謂無我者。若爲絕對之無我。則結局亦殊無意味。要不外於爲大我而犧牲小我耳。又所謂利己主義者。人莫不聞而惡之。然此「己」若爲大我則利之宜也。不惟非惡事。又實吾人當然之義務矣。若不顧大我而唯利小我。則此利己主義。誠可惡也。狹隘卑劣之利己。與廣大尊貴之自愛。其區別端在於此。而吾人於大我小我互相衝突之際。無不有爲大我而犧牲小我之判斷。此卽良心(卽良知)之作用也。

人有不愛己者乎。如「愛汝隣人如愛己」之格言。非亦以愛己爲前提者乎。則愛己固吾人最大之義務也。惟所愛之己。如爲小我。而與大我相衝突。則此愛己卽爲罪惡。例如所謂大義滅親者。親者小我之代表。義者大我之代表也。故必大義滅親。而大我始得而實現之。又如言殺身成仁。仁者卽代表大我。身者卽代表小我。故欲實現大我。必須殺小我也。

靜坐法及克己

靜坐法所云克己。卽大我勝小我之意。決非絕對的無我、無心、無念、無想等之意也。其練習之結果。小我漸失其勢力。遂至爲大我所吞併。而大我益擅勢力。終必達於惟我獨尊之境域。然則靜坐法決非無我及自弱之法。而反爲自尊自強之法也。此所以修行靜坐法者。恆有自信自重之精神及獨立不羈之氣象焉。所謂被大我吞併之小我。卽被克之己也。一切之情慾、煩惱、誘惑、惡習及惡癖等。悉含於其中。而吾人普通所云克己多指衣食之慾、名利之慾、男女之慾而言。故今就靜坐法及於此等之影響而略述之。

一、飲食之慾

吾人對於食物之嗜好各異。文王好昌歜。曾晳嗜羊棗。甲以爲天下之美味。乙則蹙額而不能下咽者。往往然也。飲食之嗜好。固多本於先天的之稟受。而由於後天的之習慣者。亦非無之。然練習靜坐法者。則對於飲食物之克己甚易。此非克己之易。實其對於飲食物絕少憎厭者耳。

研究其對於飲食物絕少憎厭之故。雖可爲種種之說明。然食慾之增進。實其重要之理由也。靜坐之結果。身體各部之活動甚盛。配達於各部之營養分。自需增加。則吾人之攝取食物。自必視前爲多量。食物分量之增益。自其裏面言之。卽食慾之旺盛也。諺曰飢者不擇食。食慾旺盛。凡前此所不好之食物。亦漸漸好之。故吾人對於日常之食饌。絕無求全責備之意。此非余一人爲然。凡實行靜坐法者。殆無不爾也。

又靜坐之結果。嗜好物之禁絕。亦遠視普通人爲易。如關於菸酒之禁止。前已備述之。其於他物亦然。盖嗜好由於病的原因而起者。以腹力充實之故。肉體上之缺陷痊愈。則自無需乎嗜好物。不待勉強禁抑之也。

二、名利之慾

凡人皆有財產之慾及名譽之慾。世人之大多數。無不欲於衣食住三者。適其愉快滿足之要求。又或欲躋顯職。握大權。或欲建樹非常之事業。流播芳名於萬世。此等皆人性自然之慾望。決非可謂爲惡事也。行之適當。名利兼備。誠足取快於一時。然若一朝失其常度。則成爲名利之奴隸。非人享名利。實人爲名利所役矣。此不可不引爲大戒者也。

乃吾觀今之人。莫不貪虛榮而好奢靡。此爲人享名利乎。抑名利役人乎。吾輩之勞動者勤勉者。其目的果何爲乎。若單爲愉快或名譽計。亦無不可。然今之營營於非分之名利。卑劣苟且。無所不至者。非滔滔皆是乎。要之。犧牲正義而釣弋名利。實爲數見不鮮者。此等人終不外於名利之奴隸而已。

如前所述。修行靜坐法而集注全身之力於臍下丹田時。則自覺精神之統一。而具有所謂「大我」之意識。其結果決無被制於「小我」之虞。外部種種之打擊及誘惑。既無能爲役。內部所發之種種衝動及情慾。亦悉被中和。如是、則吾人非唯不爲境遇之奴隸。而反爲一切境遇之主人翁。得自由支配之利用之矣。所謂「意志自由」

之意識。至是乃完全得之矣。

三、男女之慾

男女之慾。卽所謂性慾。在某時。有視飲食之慾更强者。血氣方盛之青年時代無論矣。人之一生。最易受其禍者。莫此性慾若也。傾身傾家傾城傾國。靡不由此。人生煩惱之大部分。皆由性慾而發。世間所謂罪惡及不幸之大多數。亦何莫非由於性慾乎。

當性慾發作時。而最有效果之處置法。其唯轉換法乎。或計數。或考想他事。或遊戲。或散步。或瞑想。或祈禱。總之以轉換心之方向爲必要。如是而性慾自可徐待其鎭靜矣。

然待性慾之自然鎭靜。爲極消極的之方法。其根據至爲薄弱。未能百發百中也。對於强烈之性慾。屢屢無效。若勵行靜坐法而常集全身全心之力於下腹。則其將發作之性慾。胥爲緊張之下腹所中和。自立就消滅。故欲抑制性慾時。益當十分入力於腹。而促其心機之轉換。腹力之練習。常此不怠。則「大我」之力日益增强。而性慾之妄發。自可絕迹矣。

凡實行岡田式靜坐法之人。年老者固不待言。卽壯年青年之人。亦克制性慾甚易。又不惟易於克制。且於不當起性慾之時。決不妄發。所謂七情調和者。其此之謂矣。吾人性慾不待制而自制。克己不待克而自克。則雖謂達於「從心所欲不踰矩」之境域。亦非過言也。

夫達於如斯之境域。固非積多數之時日與勞力不爲功。然靜坐之效果。決非僅抑制性慾而已。實於種種方面實現之者也。以其所出代價與所得者相較。無異農者操一豚蹄酒一盂而得甌窶滿篝汙邪滿車矣。

第三節　七　平和的

克己及平和

練習靜坐法之結果。自能達于克己之境域。世人得無疑靜坐之功。亦有所謂「克己奮鬬」者乎。然靜坐法之克己。乃自然之克己。決非強制的克己。所謂克己奮鬬者。動輒使人情性躁急。又陷於神經衰弱之狀態者也。其容顏常呈不安之狀。其心常忐忑而不寧。然修行靜坐法者。則精力及勇氣。自然增強。不可與之同年語矣。且身心十分安定。常泰然以舒。綽然而有餘裕。自有一種樂天的平和之意態。其結果。不唯喜爲活動而得活動的愉快。且又得活動的結果所生之幸福。一方活動增加。又一方以此活動而身體重心愈益安定於臍下丹田。故精神自不得不平和而愉樂矣。

調和及平和

又靜坐法練習之結果。「我」之意識至強。自睡眠以外。決無忘「我」之時。如是則世人又或不免誤解之。以爲岡田式產出之我。悉爲利己的、排他的、孤立的、個人主義的之我矣。

然事實則全相反對。靜坐法產出之我。乃極調和的平和的者。非偏狹之「小我」而爲總括之「大我」也。且靜坐法之我。其始肉體與精神之間相調和。繼則「我」與他人之間相調和。又進而「我」與動物植物及無生物甚至與萬有全體之間亦無不調和者。如是則「我」決非爲平和的狀態不可。蓋苟非平和。決不得調和也。吾人由於凝腹法。得自覺肉體與心靈之調和。同時更感己之精神與宇宙大精神之調和。宗敎者。卽以此神人之調和爲旨。吾人果眞達於平和之情態。則自能感得神人之調和矣。

消極的平和

世人每言「平和」。其所謂平和者。內容果若何乎。又多言「平和無事」。其所謂平和與無事。殆屬同意。若言無事故平和。平和故無事耳。由是考之。則平和者。不過爲一事亦不發生之意。例如言「平和破裂」。則卽謂國與國之間將有戰爭。又如言「家庭平和」。則卽謂家庭和睦無間也。若平和單爲無事之意味。則平和實爲消極的者。毫無積極的內容。平和之內容。豈如斯薄弱無意味乎。

積極的平和之必要

消極的平和。世人多能言之。然能言積極的平和及致此平和之方法者。則殊不多覯。在今日文明進步業務旁午神經過敏及神經衰弱流行極甚之時代。心身之積極的平和。實爲至要中之至要者。然如何而能得此心身之積極的平和。則醫者及宗教家。皆未有具體的方法以詔示吾人也。

醫者每謂避劇務而靜養。逍遙於山間或海涯。則神經衰弱。或可回復。然此實爲消極的方法。吾人固決無永避劇務而靜養之理。蓋劇務與文明。如影之隨形。而社會又以文明爲目的者也。

佛敎家動說因果而冀人諦悟。然諦亦爲消極的而決非積極的也。夫人生非當悲觀。寧當爲樂觀者。諦爲受動的。而生息於活動的社會之人。決不能以此而得眞滿足也。

基督敎之聖書。屢屢言平和矣。基督敎徒。日常之談話。尤多用之。試觀基督所言之平和（我與汝等以平和、我所與者、非如世間之所與、）及使徒保羅所說之平和。（神之國不飲不食、唯有由正義平和及聖靈而得之歡樂、）果爲如何之意味乎。豈爲「無事」之消極的平和乎。抑或爲有積極的意味之平和乎。吾不知爲基督教徒者、其感想及實驗果若何也。

靜坐法與積極的平和

積極的平和之方法。卽吾人於活動時而得平和之方法。世人殆多未發見之。旣如前所述。然實行靜坐法而集注全力於臍下時。則吾人先得肉體統一之意識。次得精神統一之意識。又次得肉體與精神調和之意識。終則得自己全體與宇宙本體調和之意識。而此調和之意識。卽不能以言語形容之平和安心歡喜之意識。卽積極的平和之意識也。

自身體方面考之。集注全力於腹之時。於物理學上爲最安定之位置。此以身體之重心與地球之重心調和。並與宇宙之重心調和故也。又自精神方面考之。集注全力於臍下丹田時。吾人之心。不動不亂。若智若情若意。無不調和齊一。殆已得人心與天心調和之意識矣。其平和其安心其歡喜。孰有及之者乎。

平和實現之具體的方法

此積極的平和。不須佛教家之諦。亦不須醫學家言之靜養。而反自活動而來。又因是而反致活動者也。有平和之利。而無妨礙活動之害。雖如何冗忙。亦無成神經質之恐。雖如何平和。亦無陷於萎靡不振之患。且此平和。反發起身心調和之活動。又自身心調和而來之活動。愈增其平和。蓋以活動之增加。卽腹力之增加。腹力之增加。亦卽平和之增加故也。此由靜坐法而得之平和。爲由活動而成之平和。故平和與活動。於靜坐法。恰如曲線之有凹面與凸面。而決不可分離者。則靜坐法之練習。洵爲平和之福音。其平和爲如何之積極的者。吾人惟有繼續練習靜坐法以實驗之而已。

人一旦達此境域。則不論何時。皆可得此積極的平和之意識。且不論何時何處。可利用腹力而以人爲實現此平和之意識焉。更極言之。吾人苟一刻不弛腹力。卽一刻不失此意識也。如是則吾人於得此平和之具體方法。益可了解矣。

靜坐法爲樂天主義

世人當病苦別離失敗喪意之際。煩寃侘傺。無可告語。或對花而濺淚。或聞鳥而驚心。臨水登山。非悲則恨。而其結果遂至食物不消。營養不良。終致神經之衰弱。於時耳所聞。目所見。精神所感。無一非可厭之物。世人抱此等厭世觀者。比比然也。靜坐法非直接教人無念無想者。於前旣述之矣。蓋以吾人若直接欲無念無想。決不可能故也。岡田式常注重腹力。使腹與「我」爲合體。不直接教以無念無想。而悲哀憂慮煩悶等自然消滅。若直接欲制止此等。以無具體的之支柱。無物質的之根據。故戛戛乎難之。今爲凝腹之練習。則心自然平和愉快。而悲哀憂慮煩悶等。自消滅於無形矣。於是昔之厭世家。今一變而爲樂天家。昔之悲觀之人。今一變而爲樂觀之人。昔之慘憺之世界。今一變而爲有情之宇宙。殆所謂判若兩人。別有天地矣。

世間以祛除煩惱消滅妄念爲目的。而修行坐禪者。往往有之。惟修行者雖多。成功者殊少。然坐禪無效之人。修行岡田式。轉有能達其目的者。此以坐禪專重開悟而爲抽象的。靜坐法注重腹力而爲具體的故也。

人格之感化力

岡田先生嘗言夜行於外而使犬驚吠者。其修行之力猶未至也。此蓋謂眞合於岡田式者。犬亦服從其人之德而晏然不驚也。余嘗聞修行靜坐法而精神極平和時。雖乘劣馬。馬亦馴伏而不稍驚擾。此因馬亦受其人之精神的感化故耳。不惟上等動物。雖下等動物以及植物無生物。亦皆能化於其人之性質（卽人格）者也。「世間傳染力之大。無過於人格者。」此爲岡田先生之恆言。實名言也。蓋服人之心及感動天然之物。決非暴力所能爲。惟有溫和及親切而已。

巴黎之公園。有號爲雀婆者。蓋彼女入公園。必有無數之雀止於其肩及手而求食。以是得名也。中國南齊時有顧歡者。隱居不仕。山鳥常集其掌取食。又有常往來於余家之木工。飼一繡眼兒。每聞其鳴聲。而心中平和愉快。與繡眼兒若有同情同感者。蓋以愛之至極。而與彼相化故耳。

犬及獅

昔日本家光將軍欲試柳生但馬守之技術。待其登城。嗾犬嚙之。犬悍然而前。但馬守取鐵扇爲備。犬始曳尾而遁。家光將軍又欲試當時名僧澤庵禪師之法力。伺其登城。亦嗾犬奔之。澤庵禪師見犬至。微笑而招以手。猙獰可怖之犬。忽垂耳搖尾。繞其衣裾而嬉云。

余就此傳說思之。其意味至爲深遠。蓋對於修養有素中心平和之人。獰猛之動物。不唯消失其獰猛之性。且隨其人修養程度之比例。而受其感化焉。彼猶太國豫言者達尼愛。波斯太王台拉依俄斯投之於獅子之穴。獅子毫不爲彼害。彼遂安然而出。凡讀巴依伯爾者。皆能知之。此與澤庵禪師之事。可謂東西一轍。先後同揆。人格感化力之偉大。於此大可見矣。

我等修行靜坐法之人亦如之。與一切人調和。與一切物調和。與神明調和。與動物調和。故心內外無敵無魔。而常處於安閑和平之境遇焉。

第四節　八　人相善良

面目爲心之招貼

身心關係之親密。備述於前。茲可不贅論。然世有「面目爲心之招貼」之諺。實極饒趣味之事實也。容顏雖如何修飾。衣服雖如何麗都。而田舍娘依然田舍娘也。又若壯士俠客。雖如何落魄。如何失志。而察其舉止。觀其眉宇。依然壯士俠客之精神也。夫顏色果能判決人之運命與否。茲不具論。而以人相判人之性質。則非惟業占卜者能之。凡老練之巡查及汽車之司車人。其於攫徒偷兒皆能一見而知之。蓋不唯喜怒哀樂。直現於顏色。凡心之善惡邪正。無不於面目襮露之。以虛言欺人者。其目光必表示其爲虛言。又嬉樂及悲哀時。顏之表情。亦各各特異。美人而嫉妬心深。其眉目間亦必現一種醜狀。眉目淸麗之美少年。一旦墮落。遂變爲令人可怖之惡徒。

此亦身心關係親密之確證也。

人相有福相。有貧相。有貴相。有惡相。種種不一。然大概言之。則瘠者多神經家。肥者少惡人。此亦屢驗不爽者也。然以其爲神經家而瘠乎。抑以其瘠而爲神經家乎。以其爲善人而肥乎。抑以其肥而爲善人乎。亦極有趣味之問題矣。惟修行靜坐法者。則於人相。於中心。既非惡人。亦非神經家耳。

人相學之二面

人相學上研究之方面有二。一爲由於特殊之人相。而豫知其未來之事者。例如所謂盜難之相、水難之相、劍難之相等。皆屬此類。而觀相者及占卜者等。卽此豫言的方面也。又其一。則於豫言全無關係。而單謂面目顏色。可代表心中之狀態。所謂表情的方面也。夫依人相。而豫言將來果可信與否。茲無斷定之必要。且亦無研究之意。唯於面目顏色代表心中狀態之點。擬少加研究焉。

茄姆巴涅拉

意大利學者茄姆巴涅拉。世稱人相學之先祖也。嘗謂不唯面目容顏可表示人心之狀態。又若不知其人心如何。而但摹擬其容態。彼心之狀態。自可分曉云。觀此。則容態足爲心之代表。固不待言。而容態能變更心情。亦確切之事實矣。

依今日所研究。身心間之關係。實視往時普通所考想者。尤爲親密。例如吾人現如何容態。心情亦自然隨之而變更。試觀顰眉蹙額之際。則吾人之心。非亦有不快之意乎。又面呈笑靨之時。吾人之心。非亦有愉悅之情乎。又試於笑逐顏開時而心中故作憂悲。或於顰眉蹙額時而心中故思樂事。則必自覺心與面之不調和矣。不自然之事。孰有過此者乎。

心之變形及形之變心

中心與外形。其間自有一定之關係。喜怒哀樂。皆有一定之形式(卽人相)者也。故心中發起何等感情。人苟不強自抑制。必取其自然之形式而表現於外。又外形若取一定之形式。則心亦自然代表之。而發起其感情。夫心之足以變形。固盡人所知。

而形之足以變心。則普通之理想所未及者。夫以形而變心。固近於矯飾。又或託於僞善以欺人。實大爲不宜。然於此之範圍以外。吾人練習以形變心之法。於修養上實極重要也。

精神修養之二法

精神之修養。世人多惟於精神方面行之。然重心輕體過甚。於理論及實際上。皆極不完全者也。夫心與體之關係。至爲親密。似二而實一。利用身體以修養精神。最爲確實而有效之法。更精密言之。此利用之語。尚不免視心與體爲二物也。今日之學者及教育家。於此多忽焉。非一至大之憾事乎。

怒及妬

例如吾人之發怒。實勃發於咄嗟之間而不能自已者。然如於將發之際。暫時瞑目而想像布袋和尙（彌勒菩薩之化身）之顏。且不惟想像之。又自身摹擬之。而故作愉快嬉笑之容。則怒意必立卽消失矣。又如婦人之善妬者亦然。苟易其顰眉裂眦之態。而舒眉含靨。笑容可掬。則妬心自然消滅而愛情油然生矣。怒及妬然。其他一切之情緒。實無不然也。

心之姿勢

余言心之姿勢。世人聞之。當必有詫而異之者。然體旣有姿勢。心自亦有之。體之姿勢。卽心之姿勢也。如行立坐臥等之姿勢。決非單爲體之姿勢。體立者其心亦立。體坐者其心亦坐。此非喩言。其實際確有然者。夫衣服常淸潔者。心中亦必淸潔。或曰。衣服不潔之人。其心之淸潔者亦非無之。然此決非好衣不潔之服者。必以貧乏或有特別之情事。不得不然耳。凡心之潔白者。自喜服淸潔之衣。喜淸潔之人其心亦自潔白也。試於知友之中。以其衣服之淸潔與否。與其人精神之淸潔與否相較。必思過半矣。

如彼之禪宗。卽專重精神之宗派也。人必謂其於外形之如何。不甚注意矣。而實則不然。其寺內及僧室之掃除。實視爲要務。又其僧衣。亦無不淸潔整齊者。此固以其戒行而然。而「潔白之心喜宿於清潔之所」之眞理。亦由是而表現矣。

靜坐法可變化人相

鼻呼吸及於容貌之影響。前於逆呼吸之章。已備述之矣。然靜坐法固確能改良人相者也。若於發怒意及妬心之時。而忽作笑容。則心意必爲之一變。前言靜坐法先作三折之姿勢。集注全力於臍下丹田。而安定其重心於此。如是而身體遂爲無懈可擊至極穩固之姿勢矣。

身體之姿勢既變。心之姿勢亦一變。體既端坐。心亦端坐。體既安定。心亦安定。一切憤怒、恐怖、憂慮、煩悶。無不消滅。心自平和而愉樂矣。心之狀態既變。則形於外者自亦一變。於是容貌遂與前判若兩人矣。心既平和。則容貌亦平和。心既愉樂。則容貌亦愉樂。前爲貧相者。今爲福相。前爲惡相者。今爲善相矣。故靜坐法實改善人相之良法。又根本的美顏術也。今世流行之美顏術。方法既非自然。效果亦限於一時。而我等之美顏術。方法既極自然。故效果亦確實而永久也。

静坐法間接的及於人相之結果

以上所述。爲靜坐法直接及於人相之結果。此外間接之結果尙多。今略述如下。前於逆呼吸之章。謂鼻呼吸有使口端緊締、露齒治愈、鼻準高隆之種種利益。茲不必贅述。所欲述者。惟「色白」「寡言」「面角進步」之三者而已。

一、色白

吾人所謂血色佳良者。非唯謂其色之白皙而不靑黑。乃謂其全體血行旺盛。皮膚赤豔。而表示健康之態度也。然俗有一白掩三醜之說。貌縱不揚。而色旣白皙。自足減其醜惡之度。故容貌實以色白爲最要。而靜坐法足使身體健康。故膚色亦同時變靑黑而爲白皙也。

至皮膚色白之理由。第一爲修行靜坐而身體肥滿之故。身體肥滿。則被覆筋肉之皮膚自然緊張。皮膚緊張。而皺紋舒展。故色頓形其白皙矣。試觀吾人身體之中。有皺痕之處。非視皮膚緊張之處。其色較黑乎。又俗有瘦黑肥白之說。良不誣也。

第二之理由。則以靜坐者血液清潔之故。換言之。卽發汗作用旺盛而老廢物之排泄佳良故耳。血色不良之人。皆由於血液之不潔。及老廢物排泄之不盛。若一旦排泄暢旺。則血液淸潔而膚色自白。余自練習靜坐以來。身體肥滿。血色良好。發汗大增。脂垢亦多。此爲燃燒作用及發汗作用旺盛之明證。而老廢物之排泄。至爲暢旺。則血液自然清潔而色亦自然白皙也。

二、寡言

言辭之多寡與人相之如何。驟思之似絕無關係。然苟詳察之。則兩者實意外之親密焉。

俗謂喜饒舌之人爲口快。此言良是。蓋凡喜饒舌者。其口必不緊締。若唇、若顎、若舌、若口內外之諸筋肉。無不弛緩。故啓口甚易。況饒舌者之口。又時時哆開者乎。故但觀人口之開閉及其緊締之度。直可判決其辭之多寡也。

然我輩靜坐者之口。於飲食言語之外。無不緊閉。而其閉口也。決非但以口力。實以腹力卽全身全心之力而閉者。故欲啓口。非先請命於腹而得其許可不可。蓋呼吸及發聲。非唯以口。又必以腹。且一面借力於腹。而同時又返力於腹故也。以是吾人之口。不唯不輕快。而實甚遲重。既遲重矣。則運動自不便利。故非至必要之時。決不饒舌。而吐虛言以欺人之事。自絕然無之。余之知友中。素喜饒舌因修行靜坐法而一變爲緘默者。實余所親見也。

三、面角進步

面角者。如圖所示。乃由額前引於鼻下之一線。與自耳穴引於鼻下之一線。於鼻下交叉而成之角也。此角之度愈大。則其人愈智而賢。其度愈小。則愈愚而不肖。蓋面角之大小。實視頭腦之大小而定。故下等動物之面角。遠較吾人之面角爲銳。然同屬人類。亦由人種而不同。又卽在動物之中。試以猿、馬、鰐等之

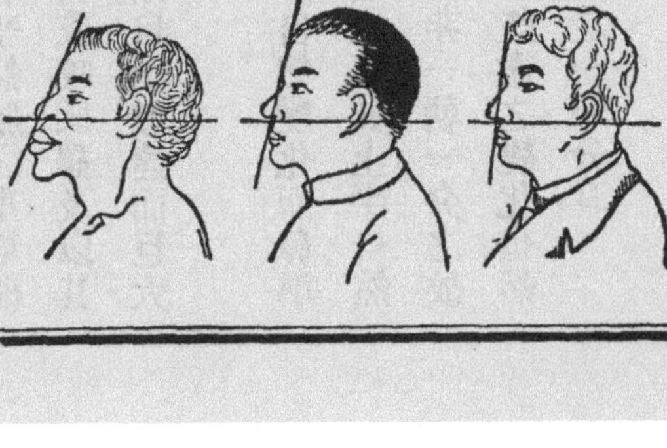

面角相衡。其面角之銳鈍與智力之多寡。非以正比例而增減者乎。然腦之重量、縱屬相埒。而面角亦以頭之形狀而或良或惡者也。例如或啼或吠或咬或齧及以其他方法。用口頻繁之動物其口隨「多用則發達」之生理的原則。自然發達而巨大、試觀喜饒舌之人。率多巨口突出以致面角極銳者。可以證也。

吾人若常練習靜坐法而勵行鼻呼吸。經長久之歲月。鼻腔之形自然變化而鼻準高隆。又口常閉合。而口側之筋肉自然緊縮。面部之下半。漸次縮減。而其上半自然逐漸前出。則面角之角度。於以增加。人相即於以改良矣。但此決非一朝一夕之故。短則須五年及十年間之努力。長則須歷二十年至三十年始有些微之變化也。然則吾人之骨。固非如普通想像爲鐵石之頑固者。依然爲生活體之一部分耳。

第五章　念腹宗

第一節　所謂念腹宗者何乎

靜坐法與坐禪

坐禪與靜坐。雖有相似之點。然又有絕異之點。又坐禪之中。亦種種匪一。有半眼之坐禪。有瞑目之坐禪。有數息之坐禪。有主於解決公案之坐禪。而其坐也。亦或爲結跏趺坐。或爲半跏趺坐。然今姑從世間普通所了解。就坐禪與靜坐法相似之方面而言之。則(一)安靜之端坐。(二)靜緩之呼吸。爲其最類似之點。然苟詳細察之。則二者實亦大異也。

岡田式靜坐之姿勢。前既屢述之矣。與普通坐禪半開其目而爲結跏趺坐者大異。又呼吸之法。亦互相反對。故入力於腹之工夫。亦迥然不同。蓋坐禪無所謂三折之姿勢。又無所謂不斷之姿勢時時行之不絕。靜坐法與坐禪。亦大異也。

且坐禪以開悟及無我爲目的。故有所謂提唱及公案者。而靜坐法則無所謂提唱及公案。初不研究何物。唯作三折之姿勢。集注全力於下腹。此外則胥任自然。故靜坐之結果。疾病消失。身體健康。精神安定。心志平和。頭腦冷靜而清澈。然吾人於靜坐時。決非以求達此等爲祈嚮爲的。實自然之結果也。若夫坐禪。則自始卽以見性或開悟爲目的而參禪趺坐者。故修行坐禪者之中。陷於神經過敏者實多。蓋以其精神過勞故耳。某有名禪宗之僧侶。嘗謂坐禪之修行。雖能得心之開悟。而不能得體之健康。故特就岡田先生學習靜坐法云。此亦靜坐法與坐禪差異之一也。

腹力及身心調和之意識

單言集注全身之力於下腹。其語似甚簡單。然一朝解此祕訣。自能安定身體之重心於臍下丹田。且能得此安定之意識。此卽所謂腹力充實之意識。又余所謂身體統一之意識也。一方得此身體統一之意識。同時自於他方得精神統一之意識。其結果遂得身心調和之意識矣。更精密言之。此三意識。決非逐漸而成。實同時而得者。而此身心調和之意識。於吾人至爲重要。實岡田式靜坐法偉大之賜物也。

方法簡單而效果豐富

由身心調和而得之效果。如前所述。可謂豐富而確實矣。然靜坐法之方法。實至爲簡單。惟作三折之姿勢。集全力於臍下丹田足矣。以此代價與效果相較。非俗所謂價廉物美者歟。世有疑我言者乎。苟於半年至一年之間。專心而練習靜坐。必知余言之不謬矣。

惟前所謂作三折之姿勢集注全力於臍下丹田云云。言之非艱。而行之唯艱。若僅於四五分時間行之。固易於忍耐。然靜坐法之練習自朝迄暮。實無瞬息間可以稍懈。有志於此者毋始勤而終怠也可。

念腹宗爲靜坐法之一名

腹一弛緩。則力卽消失。故不弛腹力之工夫。最爲切要。試問腹力於何時而弛。則卽吾人之注意向於腹外之時也。故欲不弛腹力。以不忘此腹爲惟一要件。欲不忘此腹。以常念腹爲唯一良法。此余所以謂靜坐法爲念腹宗也。

此念腹宗之名稱。乃取法於念佛宗者。念佛宗之本尊爲佛。而念腹宗之本尊爲腹。故念佛宗之信者。一心念佛而不須臾忘。念腹宗之歸依者。亦當如之。一心念腹而不稍弛其力也。永久念腹而不弛腹力。則我等卽身成佛。不曾居極樂世界矣。又於靜坐法練習之際。以組合之兩手。頻頻叩腹。而愉快無似。是腹既爲本尊。而又爲念腹宗之木魚及大鼓矣。

余名靜坐法爲念腹宗。又設念腹宗之題目而時時諷誦之以資凝腹之修行焉。其題目曰。

南無腹。南無腹。腹張列也。腹張列。腹張列。腹張多。

腹張留。腹張留。腹滿多。腹張列。腹張列。腹張利多也。

腹張留腹張留。唵、唵、唵。

日本新渡戸博士爲第一高等學校之校長時。某時訓學生曰。『君等遇困苦或悲傷時。當思以忍耐勝之。』此誠有益之教訓也。然細思之。此忍耐者。終爲消極的抽象的之方法。且遇困苦或悲傷而始思忍耐。則其不能忍耐之時亦多矣。況僅僅思之而已。其忍耐不亦難乎。

故余擬更進一步而以念腹易之。念腹則力自充實於腹。而勇氣百倍。精力富強。寒暑不能侵。飢渴不能困。一切困難怯懦。無不消失。以視臨時之忍耐。非積極的且具體的之方法乎。

然更進一步而自靜坐法之理想的境界言之。則遇悲苦之時。始開始念腹。不已晚乎。必也不論何時。無不念茲在茲而入力於腹。方免臨渴掘井。若常念腹之人。猝遇非常。自無需乎臨時念腹。蓋平時全體本無隙可乘。任何時何地。受不意之攻擊。亦晏然自如。綽綽乎有餘裕也。此皆念腹自然之功能及利益。吾人臻此境域。最爲緊要。然此等乃由肉體而移於精神。逐漸而導人於此平和極樂之境界。故夢寐間亦不可或忘者。惟念腹之二字而已。

第二節　人性及念腹宗

人性之不變

吾人類有種種之能力及慾望。人性之內容。實極豐富而亙於多方面者。此等之能力及慾望。其發達如何。關係於境遇者。良非淺尠。然其源泉。則全在人性。即所謂天賦也。如彼桃李。及春而開。春之境遇。屬於外部。而桃李之花。則爲其所自具。不過待時而放耳。

既爲天賦。既爲其所自具。則人性之內容本爲一定者可知。在於今日。此等內容。固尙未十分實現。然不論文明如何進步。而人性之本質。必永無變化也。譬諸梨然。雖以培養之善否。而有大小美惡之差。然梨終爲梨。决不能變栗或柿也。人性亦猶是耳。

人性之內容

人類天然有動物的本能及慾望。故於此等之本能及慾望而與以相當之滿足。實自然又當然之事也。然同時吾人類自有人類的本能及慾望。卽知識、美術、道德、宗教等之慾望是矣。

人之好學問。好窮理。好哲學。本出於自然而不假勉強者。故聞奈端之引力說而喜。讀達爾文之進化論而喜。覩馬哥尼之無線電信而喜。見愛提森之蓄音器而亦喜。

又如康德、黑智兒、郁根、倍格孫等氏。世間崇拜之者。亦項背相望未或歇絕也。則學問之趣味。哲學之理想。非吾人所同具者乎。

吾人對於美術及藝能。又皆有同嗜焉。花笑鳥歌。天地間無往不爲美麗之景色及愉快之音樂所充盈。人心亦如之。非備有園藝、繪畫、彫刻、建築、音樂、詩歌、演劇等美術。決不能滿足。故雖貧乏之家。亦多懸花鳥山水等之畫軸。庭中亦恆蒔草花數盆。以資玩賞焉。

又於道德宗教亦然。如「爲善最樂」「慕正義如飢渴」等語。非明言精神的要求之迫切乎。人有良心。有慈悲之心。故助人及爲善。乃吾人所最愉快者。若偶爲惡事。則平旦之時。捫心自思。良心之呵責當如何。或偶有利己的行爲。則事後懟悔。其不快之感當如何。然則如孟子所謂仰不愧於天。俯不怍於人。光明正大之心地。非至可尊貴且最有權威者乎。

文明之進步及人性之發展

吾人爲進化之動物。社會自進化而來。個人亦然。身體自進化而來。而心尤然。感情慾望自進化而來。而智力尤然。又此等非唯於既往而進化。於將來亦無不然。若吾人果得發見「黃金時代」乎。則決非於既往。必於將來無疑。而此進化。決非偶然。又決非無意味者。確爲一定之人性。本於天賦之自然。而使潛藏於自身之內容逐漸發現者也。

世界之歷史。實此人性之發達史也。吾人有如何慾望。向於如何方面而發展。由於如何方法而得滿足。世界之歷史實解決此等問題者也。種種之人種及種種之國民。或團體或個人。各有長短。各有特性。又有種種之言語、風俗習慣、學問、技藝等。綜觀此等皆人性各方面之發揮者也。而總合此等之長處及特質。始得爲人性完全之發達焉。

故文明之進步。凡有內外之兩面。制度文物之進步改良。爲其外面。人性內容之進化發展。其內面也。所謂風俗習慣之變化。所謂學術技藝之進步。所謂道德宗教之發達。由主觀的考之。皆不過人性種種方面之發展耳。

主義、及人性

主義二字。爲近時流行之語。今舉最著者。則對於厭世主義有樂天主義。對於隱遁主義有世俗主義。對於制慾主義有自然主義。對於利己主義有博愛主義。對於實利主義有正義主義。對於主智主義有主情主義。對於絕對主義有實際主義。對於個人主義有社會主義。對於國家主義有世界主義等。殆難更僕數也。主義之複雜如此。且彼此水火而不相容者甚多。驟思之。此數多互相矛盾之主義。如何而能存在於人類社會中。且具同一人性之吾人。如何而能主張彼此不相容之主義。殆有令人索解無從者。然詳細考之。此等主義。實不過各人性某要素之發表耳。如前所述。人性本爲多面的者。則發生此數多之主義亦宜。

主義之起原及善惡

吾人試自省之。非有時取博愛主義。又有時取利己主義者乎。非有時取樂天主義。

又有時取厭世主義者乎。非時而爲制慾的。又時而爲自然的者乎。非時而爲個人的。又時而爲社會的者乎。同一井也。不能併出甘水及鹹水。而同一之心。則可出種種之思想。一人尙然。况成爲社會之千萬人乎。其發現種種各別之主義。豈偶然歟。人性不唯有種種之要求。且此等要求。又以種種各異之比例而具於各人之中心者。吾人於此等之中時或注重某要求。而特張大之所謂主義者。於是乎生則主義者。固人性之要求最強烈者耳。

由是考之。則主義之起原固已瞭然。而主義之善惡如何。亦自可了解矣。人性之內容。有正邪善惡之別。則主義亦然。吾人往往一聞「主義」之語。輒以爲有善無惡者。而實則大謬。世中有壓制主義。亦有利己主義。有厭世主義。亦有獸慾主義。其對於主義。無不善之而貴之者。殆一種之迷信耳。

自然主義者不自然主義也

所謂自然主義者。卽於男女之性慾。不加以裁抑。而一任其自由之謂耳。夫男女之性慾。固人性所自具者。則以滿足性慾爲自然。亦何不可。竊嘗譬之。水以就下爲自然。然烟則以上昇爲自然。而人性則儼爲水的方面與烟的之合體也。如男女之性慾。乃人之最易陷者。實水的性質者也。若單以就下爲自然。則性慾誠最自然者矣。然人性所自具者。非特男女之性慾而已。如好學問、愛美術、慕正義等之心。實無不有之。此等亦不可不十分養成而發達之也。組織人性內容之一切要素。於數於量皆當使之發揮而充實。換言之。卽人性完成。方眞可稱爲人性之自然也。惟性慾爲自然。而其他皆不自然。有是理乎。若放恣人性中卑劣之一小部分。而以他之各部分胥供其犧牲。此於人性可謂極不自然矣。故自然主義。(卽獸慾主義)寧稱爲不自然主義爲適當耳。

念腹宗有整理人性之效

人性之內容。雖極豐富。然此等內容。非唯爲單獨的發展。又能秩序整然。互相輔助。而爲調和的活動者也。

然值種種境遇。而人性爲種種發展之際。其內容之間。每有彼此不均秩序紊亂之虞。况如今日者。一方人智進步。新異之發明。接踵而起。又一方以社會發展。其制度及組織。昨以爲是者。今又以爲非。變化紛紜。不可究詰。當此之際。人性之內容。非又極易衝突顚倒者乎。

夫然而瞑目靜坐實行念腹宗之緊要。於是乎見。而念腹宗之利益。亦於是而彌著矣。吾人瞑目靜坐。集注全力於臍下丹田之際。身體之律動。自然而起。驟思之。此律動似易擾亂衷心之秩序及平和者。而實則不然。且反能挽回衷心之秩序及平和也。蓋如是而一切之內容穩定。各要素悉歸其自然之位置。而秩序回復。表裏平和。恰如磁針偶以振動而暫失其定向。及振動既止。卽再返於本然之方位也。故念腹宗實振動之鎭靜者。又秩序之回復者矣。

第三節　智力及念腹宗

本能及智力

本能之意義。可廣可狹。以廣義釋之。則吾人一切之衝動的動作與夫智情意之各作用。皆可稱本能。愛馬孫等亦以此廣義應用此語者也。然普通之用法則不然。普通皆以本能與智力相對照而應用之。動物的智力。卽爲Animal Intelligence。故吾人言本能。輒聯想動物。單言智力。則聯想人類。然精密言之。吾人於智力之外。自有可稱爲本能者存。如赤子生而知吸乳。吾人入物於口。直知其物可食與否。皆本能之作用也。

然關於本能與智力之區別。則其說有二。第一爲本能與智力爲逆比例之說。例如人類愈下等而本能愈增智力愈減。愈上等而本能愈減智力愈增。果爾。則人類將來文明愈進。智力愈增。本能將愈益減少矣。此非一極饒趣味之問題乎。第二爲智力進步而本能不進步之說。而玆所云本能不進步者。又有二意。例如蜘蛛生而卽能張網。然其技術之巧拙。幼時與老後。全相同一而絕無進步。又今日之蜘蛛與昔時之蜘蛛。其巧拙亦曾不少異。換言之。卽於個體之一生。於種族之生涯。

皆無進步也。

智力及言語

動物有思想乎。抑無思想乎。學者間之議論紛如也。如彼鼠貓犬馬等。固無待言。卽蟻蜂蜘蛛之類。試察其舉動。亦非絕無思考力者也。試觀彼數動物。非亦知嬉戲者乎。非亦有種種之計畫者乎。非亦知爲臨機應變之處置者乎。惟其程度不能進而與吾人類等耳。夫動物之不能如人類而言語。固顯著之事實矣。彼等雖有某種之智力。然絕無概念力。卽無觀事物之類似而造概念之力也。吾人之言語。本爲概念之符牒。故無概念之動物。不能如吾人之有言語。實當然之事矣。縱使有之。而其言語亦必無內容。必無意味。不過爲無用之長物而已。吾人設無言語之助而尙能思想與否。則其間亦有種種議論之點。然動物雖無言語而確有某程度之思考力。惟以其無需用言語及造出言語之智力。故彼之思考。不免簡易單純耳。

智力及機械

如上所述。本能爲動物的。智力爲人類的。而兩者間實有顯然之差別。爲本能所支配之動物。但能役使自己之身體。凡在身體以外者。一切器具。概不能使用。若夫有智力之人類。則所用器具。殆不可更僕數。此動物人類相差之最著者也。人類惟有智力。故能用種種之機械。其力實百倍千倍於動物。吾人力雖弱小。然有蒸汽力有電氣力。步行雖遲。然有汽車。有自動車。目雖不及鷲與鳶。然有望遠鏡。有顯微鏡。耳雖不及兎與馬。然有電話器。有蓄音器。雖無尾及鰭。然有帆船有汽船。雖無羽翼。然有飛行機有飛行艇。然則雖謂文明之進步爲機械之進步。雖謂文明之歷史爲機械之歷史。亦非過言也。而吾人惟有智力。故能發明此等之機械且使用之耳。

智力及科學

吾人類所以異於動物者。正在其開發的智力。吾人有此開發的智力。而始有科學。科學之中。凡有二種。一爲物質的科學。如天文學、物理學、生物學等是。一爲精神的科學。如心理學、論理學、倫理學等是。一切科學。皆組織吾人就某種現象而得之智識者。故普通對於科學之定義。稱爲「被組織之智識」。既云被組織之智識。則一方有爲吾人所知者。卽他一方有爲能知者。可不待言。能知者爲智力而被知者爲現象。若缺其一。科學卽不能成立。且智力非創造天然現象者。天然現象亦非產生智力者。兩者蓋各別而存在也

天然之征服

自一方觀之。文明之進步。爲人性之發達史。而自他一方觀之。文明之進步。又爲物質之征服史。征服物質而利用之之人種。得駸駸乎進於文明。非然者。其文明必沈滯而不進。然吾等東洋人。動輒偏重主觀而輕客觀。客觀卽物質也。所謂「色卽是空」所謂「諸行無常」所謂「心外無一物」所謂「萬木靑山在於心」凡此諸思想。自皆有不易之眞理。然以過傾於主觀方面。易流於空理空想。而於物質界之征服及利用。自不免蔑視之矣。西洋之文明駸駸日進。而東洋之文明進步甚遲遲者。此物質的基礎之缺乏。豈非其主要之理由乎。

物質之呆鈍不靈。不能如人意而左右者。全以其具固有之性質。而其活動自有一定之法則故也。故苟能參得此等之性質及法則。則吾人自易於左右之而利用之矣。若物質自始卽能如人意而左右。則以之爲精神活動上之物質的支柱。不將一無效用乎。物質的基礎旣薄弱如此。則由此基礎而發揮之文明。不過爲空中之樓閣耳。

故欲征服天然。吾人當先服從之。制猛獸有法。制天然亦有法。欲天然服從吾人之命令。吾人不可不先服從其命令。東西文明進步之差異。由於天然利用之多寡。實卽由於服從天然之如何耳。

發見與發明

天然爲法則之天然。宇宙爲秩序之宇宙。自混沌旣判以來。整然之法則與粲然之秩序。無時不存於天地間。故此等之法則及秩序。非吾人先爲主觀的創造而後寄與客觀的物質者。乃本爲客觀的存在。吾人不過逐漸發見之而已。不唯秩序及法則。卽天地萬物。亦無一非本然存在。而爲吾人所發見者。吾人有發見天然之力。而無創造此等之力。蓋僅不過能征服之利用之耳。

若引力。若電氣。若X光線。此等於未被發見之前。且推至世界初闢之始。卽無不各各存在。本其固有之性質從其自然之法則而自行活動。彼奈端固決非能創造引力者。又非能設定引力之法則者也。

電氣爲被發見者。而電氣車、電信機、電話機等。固決非單被發見者。實兼爲吾人所創造者也。此種之創造。謂之發明。而明瞭此發明與發見之區別最爲必要。發見、卽如上所述。乃本存在天地間而爲吾人所見者。發明、則吾人所新造者也。吾人所用一切之器具及機械。皆吾人應用智力而新組織者。卽發明也。故發明者。實並有創造之意義存焉。然不曰全爲人所創造而曰兼者。蓋以創造所用之材料。實不外天然存在之物質故耳。又器具及機械之目的。在於動力之儉約及物品之製造。然其製造。亦不過爲天然材料之變形而已。

故所謂機械之發明。所謂應用機械之製造。皆不過從於天然之法則。使天然材料爲種種之變形耳。一言以蔽之。所謂創造者及製造者。其活動範圍。僅能爲天然力之利用。及天然物之變形而已。如汽車、汽船、電話機、蓄音器、自動車、飛行機及其他一切文明之利器。與夫製造此等利器之機械。亦皆然耳。

證明的智識與念腹狀態

吾人所有之智識。可分證明的智識及直覺的智識二種。證明的智識云者。其義猶言「需證明之智識」耳。卽吾人得適當之證明(卽理由)以後。始可信其爲眞理之智識也。例如元素之數、太陽與地球之距離、人體骨片之數、動植物之種類等。皆爲其適例。然此等智識。非吾人生而卽有者。必由於客觀界之研究而始得知之。故謂爲後天的智識。又謂爲客觀的智識。今日之所謂科學。大部分爲此等證明的智識所組織者也。

夫欲獲得此等證明的智識。念腹宗固無直接之效力。苟不實際研究客觀界之現象。則雖如何瞑目靜坐而念腹。亦無效也。然間接亦與有力焉。蓋實行凝腹法。而注意力之集注甚易。故對於研究之問題。可以全身全心之力而應之。如是則思考力自得深入而易於奏功。人以一時間而思得者。已半之足矣。又他人視爲困難中途而止之問題。己則必能解決而貫徹之焉。

靜坐法練習之結果。關於飲食物之嗜好。多發生變化。而於學科亦然。昔所不喜之數學及哲學等。今亦嗜學而研鑽之矣。至其理由所在。則全以凝腹法之結果。腹中不思議之力。汩汩而出。故前所潛隱之能力。（卽可能性）遂頓行發現。又全體之精神充實。精力富足。學習既易。自勤勉倍至。故向之怠於學問之學生。今一變而爲嗜學之人。又昔所嫌厭之學科。今亦覺其津津有味矣。

直覺的智識與念腹狀態

直覺的智識。爲科學基礎之智識。設或無之。則雖任何科學任何技術。皆不能成立矣。此直覺的智識。自然明白。而無待於證明之必要。故謂爲自明的智識。又爲吾人生而卽具者。故亦云先天的智識。例如吾人先天的知眞爲眞。知善爲善。知美爲美。眞之直覺。科學之基礎。善之直覺。道德之基礎。美之直覺。美術之基礎也。夫吾人關於某事物。何故能直覺其眞。雖不知之。然眞之爲物。固根本的單純而不能分解者。卽直覺也。若善若美亦然。而此等眞善美之直覺。可謂爲直觀。又可謂爲直感。此屬於智力之作用乎。抑屬於感情之作用乎。雖議論紛如。然其性質上爲直覺的卽自明的者。且惟於本能以外有理性之人類。始可能之。則固無疑也。

此直覺的智識之獲得。念腹宗實直接與有力者。蓋以念腹之狀態。卽爲動的安定之狀態。吾人此時之心情。極平和安定。同時又精神緊張而極爲活動的故也。其始體與心互相一致。次則更與天地相調和。不唯不爲境遇及妄念妄想所擾害。且於事物之異同、大小、主從、因果、及其他種種關係。皆得直接敏銳而感知之矣。夫世間一切學問技術。其精妙奧義。惟可以心傳心而感之。決不能以言語發表也。而吾人於念腹狀態。感覺敏銳。故確得以心傳心之妙境。又吾人考想神之存在及性質之時。常感衷心與神人之調和。而神聲若或聞之。如直與神相接者。此等殆非可以言語宣之。故念腹狀態。洵爲獲得此等直覺的智識最有效之狀態矣。要之。吾人能發見宇宙之秩序。探究造化之巧妙。皆爲智力之所賜。故組織科學。發明機械。征服天然而利用之。亦智力之賜也。又理解眞善美之本體。爲智力之所賜。故解社會之目的。全人生之幸福。亦智力之賜也。則智力之裨於吾人者。非至極偉大者乎。然念腹宗於此智力之活動。實最有效力者。則念腹宗之裨益。亦決不可蔑視矣。

第四節　念腹宗與自力主義

念腹宗者自力宗也

同屬佛教。有如眞宗爲他力主義之宗派。亦有如禪宗爲自力主義之宗派。念腹宗雖似他力主義之念佛宗。然實似禪宗而全爲自力主義也。大凡他力主義者恆樂。

自力主義者恆苦。人多好樂而惡苦。則人易棄自力主義而傾於他力主義。亦自然之勢也。自彼等視之。靜坐者及坐禪者之所爲。似不免於愚。然人生於世。決非能但以快樂而畢此生者。樂者苦之種子也。故方以爲樂者而苦或至矣。苦者亦美之種子也。故欲樂者。不可不先嘗其苦。然則吾人由苦而得樂。非最要者乎。念腹宗全爲自力宗。故努力及忍耐。必不可少。然念腹宗之愉快。實在於自力宗也。蓋活動卽愉快。努力卽健全。吾人必當以自身而開拓自身之運命。故首宜重自信而貴自力。彼好他力者。自當掉頭不顧矣。

智識與自力

智識者力也。吾人類與動物特殊。智力不可不開發。智識亦不可不增加。蓋智識之中。有可被發見之發見的智識。有學而後得之學習的智識。而後者本爲前者之蓄積而成。故亦可謂爲蓄積的智識。吾人類一切之經驗的智識與科學的智識。皆學習的智識也。凡我生以前之聖人賢哲學者等之教訓及學說。當無不博習而精研之。此所謂學問之目的。博學之意味也。若前人既發見者。而再謀發見之。是徒勞耳。故吾人之智力宜利用之以圖新智識之發見。如是而文明之進步。始可得而期矣。念腹宗決非反對智識之蓄積及智力之開發者。且極歡迎之奬勵之者也。然智識爲吾人而存在。而吾人非爲智識而存在者。吾人實爲智識之主人而當利用之。「先輩之教訓及學識。田之肥料體之養分也。爾曹其善利用之。」此數語者。非念腹宗之明詔吾人者乎。

孟子曰。盡信書則不如無書。是於一切之書不辨其眞僞。於一切之說不判其善惡。而惟盲從之。固吾人所不取矣。且不論何時。此辨別及判斷之最後標準。要當歸於吾人之自信。而自信則確爲自力之一變形也。

假令爲他力之信心。其被信者爲他之力而信者則自身之心也。故吾人之信與不信。當先於自身定之。而不可求之於他。又一旦既信之後。信他者亦必與自信力等強。故他力之信心。實爲自己矛盾。其結局必全無根據。然則依賴心之強者。必爲易陷於懷疑之人矣。懷疑者雖非必智識之不足。然爲自信之不足。則確無疑也。

境遇與自力

吾人對於念腹宗。或信或不信。而要無不好便利喜愉快望幸福者。飲食必求其甘美。衣服必求其麗都。居室必求其輪奐。空氣必求其清潔。其專圖肉體之愉快而犧牲心靈者。固甚非所宜。然要當於兩者不衝突之程。而求物質的文明之進步。以享其樂利。吾人皆有得隴望蜀之欲望。故不惟於智識權利道德等。卽於所謂便利愉快幸福者。亦皆當以公平之分配而計畫之實行之。如蒸氣之利用、電氣之發見、一切機械之發明等。皆職此之故。人智之發達與科學之進步。胥向於此方面者也。然熟察今日社會之現狀。則所謂便利愉快及幸福之分配。實不公平之甚者。有貴賤之差。有貧富之別。奔走流汗以挽人力車者有之。意氣揚揚乘自動車者有之。加之。禍福如環。人間萬事。如塞翁之馬。浮沈無常。盛衰無極。人之困於貧賤者固多。而因富貴以誤其一身者。亦殊不尠。人心苟不知自足。則任何境遇。亦不能滿足。其結果惟有陷於絕望及厭世而已。故吾人必當養知足之心。以克勝境遇。而知足之心。與自信同爲自力之一變形。非有勇氣及忍耐力決無成也。所謂改良境遇者。與所謂滿足於境遇者。實相成而不相悖。念腹宗既敎吾人當滿足於所處之境遇。同時又敎吾人當改良將來之境遇者也。念腹宗決非否定文明棄置幸福又蔑視境遇者。既非厭世主義。又非諦悟主義。既非禁慾主義。又非托鉢主義。一言以蔽之。念腹宗既爲自力主義。又兼爲幸福主義。既爲克己主義。又兼爲樂天主義也。

天眞之發揮

如上所述。念腹宗固使吾人有自信之念及知足之心者。卽使吾人全爲自力的者也。故念腹之修行有素。則勇氣自發。膽力自壯。意志自固。獨立心自強。自信自重之精神既盛。而自無依賴人規倣人雷同人伈伈俔俔隨俗轉移之意態。念腹宗好自由。忌束縛。故吾人當思而思。當言而言。當行而行。絕無拘牽畏葸之致。或長於思想。

或長於藝術。或長於膽力。各得爲十分之發展。故能發揮自己之天眞焉。天眞者。卽統個性及天才而言之也。然念腹宗決非能創造天才者。惟能使固有而未現之天才發揮盡致耳。故天才之大小及價値。本因人而異。而各人發揮其固有之天眞。則於個人及社會皆至爲重要者也。

身心之律動的調和

練習靜坐法之始。或坐式未合。或逆呼吸不行。或心竊緊張。或腹力弛緩。以致身體跼蹐而不安。然少積練習之功。則不惟瞑目靜坐之時。卽於步履動作之際。亦常不失靜坐法之姿勢而充力於下腹。然於此時代或讀難解之書。或有思慮之事。此際之注意。在腹則遺其腦。在腦則遺其腹。兩者恆有難以並立之勢。然苟不屈不撓。壹意修行。則前之散在於各部之力。遂集注於臍下丹田。而爲中央集權之態。不惟腹力不弛。且全體調和。而起規律之震動。苟腹力永不弛緩。此震動必永永繼續。且腹力愈充。而震動亦愈益增大。此卽所謂身體之律動也。腹力之練習不已。並得利用此律動而爲一切之活動。例如心有所思。十分入力於腹而感律動之時。則思考力卽愈益敏銳焉。

至此境域。不惟感身體之律動。又感精神之律動。而心與體遂爲律動調和矣。如是而身體統一。精神亦統一。既得身體統一及精神統一之意識。又得身心統一之意識焉。

試觀月非律動的而盈虛、晝夜非律動的而來往、風非律動的而吹、火非律動的而燃、水非律動的而流、足非律動的而行動、呼吸非律動的而出入、心臟非律動的而鼓動乎。宇宙爲律動的宇宙。身體爲律動的身體。則居此宇宙宿此身體之精神與身體調和而爲律動的活動。不亦宜乎。

且音樂之感化人心。非自古而然乎。孔子以禮樂射御書數六者爲六藝。其第二之樂。卽音樂也。聞音樂而心神俱往。彼我並忘。非德國厭世哲學家畜賓和愛之論乎。近時法國癲狂院。非用提琴以療治病狂者乎。又俄國旅遊之音樂家。夜行於野。爲狠羣所圍。非奏音樂以免於危急乎。蓋音聲者。爲空氣之波動。卽一種之律動也。又音樂爲律動的調子相結合。故亦不外於一種之律動也。要之。自人類以迄禽獸。皆能受音樂之感化。非精神之活動爲律動的明證乎。

神人之律動的調和

吾人修行念腹宗。能使肉體與心靈於臍下丹田而爲律動的調和。又同時使自己之小我(卽人我)與宇宙之大我(卽神我)亦爲律動的調和。吾人爲律動的「力塊」。萬有亦爲律動的「力塊」。宗敎者。卽吾人小力塊與萬有大力塊爲意識的道德的調和之狀態也。如是則不惟「人我」與「神我」相接近而同化。且能力於以完全。善德於以圓滿矣。

雖然。宗敎之中。或以自力宗爲善。或以他力宗爲善。議論亦不一矣。然皇天無親。惟自助者是輔。其依賴於人及依賴於天而不自助者。天決不輔之。吾等念腹宗之信者。深信此理者也。吾人以腹力之姿勢而自力不怠。精神如春海之平靜不波。心如明鏡之纖塵不染。又由於律動之態度。以自力而使己心與神心相調和。如是而人心之琴線。自然觸於天籟之靈感而與之共鳴。所謂誠通於天者。其此之謂乎。吾人以念腹之力及律動之作用。不論於何處何時。皆可以自力而實現此精神平和之樂園與此神人合一之妙境。且可常繼續此狀態而永住之焉。

念腹宗無閑居之時

世人動輒有閑居爲不善者。然眞入念腹宗之堂奧得其眞諦之人。則決無閑居之時。又何有爲不善之處乎。

吾人非常爲凝腹之練習及念腹之忍耐者乎。吾人之體與心非常多忙。又爲律動的者乎。又雖無事之時。自呼吸以迄發聲。皆一一稟命於腹闕而出入。且又利用此等而爲補充腹力之動作。如是吾人之口與體與心。皆忙於腹力之修行。而不稍怠忽。自無爲不善之餘裕。又身心常共緊張。自無被惡魔侵犯之瑕隙焉。

第五節　念腹宗與活動

念腹非活動之代用物

世人對於余之所謂念腹宗。凡有種種之誤解。既如前述。然練習靜坐法者之中。亦不免有誤會之處。例如謂「吾人自晨興以迄夜寐。但瞑目靜坐而念腹。則人生之能事已畢。其他一切之活動一切之職業。皆非所需。若醫術。若運動。若學問。若教育。若工藝。若政治。悉屏置勿問可矣。」抱如此極端之思想者。往往有之也。

靜坐法決非與吾人固有之性質相衝突者。又非妨害人生自然之活動。及社會必要之職業者。吾人類之中。實爲彼法國哲學家培格孫所謂「生」之力所充滿。而常向於眞善美之各方面以不絕發展者。此切不可忘者也。吾人於工藝、美術、學問、教育、宗教等。無一可廢。亦所當切記者。要之靜坐法之本領。惟在使各人所有之「生」之力十分發達。由是而成就人生之目的耳。

念腹宗決非學問、工藝、道德、宗教、醫術、運動及其他職業之代用物。然如謂靜坐法乃與醫術、運動競爭其效力者。則亦誤解也。又有謂爲佛教基督教之後繼者。亦不過一種之迷信耳。

念腹宗爲處世之法

吾人何故欲靜坐而念腹乎。則前已屢言之。靜坐法(卽念腹宗)但爲方法而決非目的也。非以念腹而爲一切之活動。乃以活動而念腹。卽以念腹之態度而努力於一切之活動及職業耳。所以然者。蓋以如是則可使一切之活動及職業勞少而功多也。吾人自朝至夕。若唯從事於靜坐念腹。謂其可修身贍家而強國。寧有是理。然果篤信念腹宗而應用腹力。從事於一切之活動。則修身贍家強國之道。固無逾於此矣。

要之。世人處世所可採用之方針。綜計之不出四端。(一)旣不念腹。又不從事於職業。此所謂遊民也。(二)不念腹而惟從事於職業。此世人普通之現象也。(三)但念腹而全不從事於職業。此誤解念腹宗者也。(四)旣念腹而又從事於職業。此吾等念腹宗信者之正統。又最有效果者也。

念腹與醫術

吾人無論信念腹宗與否。而疾病要須受醫者之治療。若信念腹宗者而偶嬰疾苦。惟強事忍耐。屏醫藥勿納亦愚甚矣。一切文明之利器苟可利用者吾人必當利用之。今云當受醫者之治療。卽利用醫術之謂也。

然今日之醫術。自外科及內科之某方面外。尙甚不完全者也。非唯不完全而已。其以病人供試驗及玩具者亦不尠。且醫術任何進步。要僅爲已病之法。終不免爲消極的者。至增進無病者之健康。則非醫術所及。況藥劑於始服之際。雖頗有效。而服用既久。則與不藥同等。若夫靜坐法。則爲積極的不罹疾病之法。卽增進健康之法也。

疾病之中。有可以靜坐法而愈者。亦有不然者。然大槪言之。靜坐之姿勢。確於受外科手術之時。有能耐苦痛之利。且能增藥劑之效用。又於病後之回復。亦頗有裨益也。

要之。僅以靜坐法爲愈病之法者固誤。而實行靜坐法者。以忍耐疾苦屏斥醫藥爲唯一之能事。亦大謬也。

念腹與運動

茲所謂運動者。如柔術、劍術、野球、蹴球、體操等無論矣。角力、乘馬、弓術、泳水、盪舟、遊獵、競走、突球及其他一切運動亦皆含之。此等比諸醫術之僅能愈病者。固略爲積極的矣。然以之爲完全之身體健康法。則猶未也。

(一)此等運動。不惟於時間、地方、器具等有所限制。且於男女之別。老幼之差。亦不無關係。其專限於青年男子者爲特多。而非能普及於人人者也。

(二)此等運動影響於身體者。亦決非滿足。第一、凡爲激烈運動之人。一時似甚強壯。然罹於腦病肺病或心臟病而夭折者。比比皆然。而於角力者及柔道劍術家爲尤多。第二、身體之發達不能平均。其某局部異常發達。而身體全部則不能稱之。或手壯大而足弱小。或胸甚強固而腹極柔靡焉。

(三)此等運動家。其精神與身體多不均齊。例如青年學生中之所謂運動家。其學業及操行劣等者實占多數。故如稱某學生爲運動家。輒令人起學行不良之聯想焉。

若夫應用靜坐之姿勢與腹力而爲此種之運動。則雖僅運動身體之某局部。而以律動之影響波及於全身。全體血行佳良。並能爲均齊之發達。且利用腹力而從事於運動。不惟疲勞之度。可得減少。而此等運動之技術。亦易於進步焉。

念腹與教育

今日教育之方法。多以由外部附加智識爲主。而發揮內部「生」之力者。則寥寥焉。故教育爲注入的、暗誦的、器械的。其教材對於生徒。不過爲寄生物而已。綮其效果。則殆無可言。如是之教育。欲以之發揮各自之個性及天才。亦已遠矣。大凡自外部注入之教育。學生身爲被動。聞十而僅能解一。然苟自內部開發。則聞一而悟十不難也。一切之學問、宗教、歷史、文明、推至天地萬物。皆可利用之。以爲培養智性、情性、德性之肥料、而養成能自覺能自信之人物。此理想教育之目的也。如是以發揮天眞。完成人性、則其最後之目的耳。

又今日之教育。皆偏重精神而蔑視肉體。此極不公平又不經濟者。故吾人於肉體之利用。最爲要務也。

對於不良少年之薰陶、囚人之訓誨、以及精神病者之治療。苟能利用腹力。先矯正其體之姿勢。則心之姿勢。亦自然矯正矣。此方法爲具體的。故其效果亦必確實。與夫專以口語演講而感化之者大有別矣。下腹安定。則心亦自然安定。心既安定於腹底。則心與腹自常不動不惑。其心之遷善而革新。可操劵以俟。蓋此非由外部而注入。乃自發於內部故也。又非唯心之作用。身體亦爲其支拄而輔助之故也。

又對於盲人、聾者、啞者、口吃者、跛者等身體不完全之人。念腹宗實爲其無二之福音也。蓋彼等以不具之故。而最易狠狽、躁急、憤怒。以成神經質者。若信念腹宗而常注力於腹。一切動作。皆可通腹力以爲之。其便利愉快。孰有逾於是乎。如口吃之人。

以口頰而語。自然躁急不安而易萌期期艾艾之故態。若以腹力而言。則精神安定。態度從容。口吃不期止而止矣。又如盲者。目不覩外形。自不免有驚疑愚騃之醜態。若常信念腹宗。則心眼由頭而轉移於腹。自全身俱膽。雖不擿埴索塗。亦無難掉臂自如。蓋以腹代杖。實綽有餘裕也。

念腹宗與宗教

從來之宗教。皆有輕蔑肉體之傾向。試觀彼等之人世觀。對於肉體。非甚不親切。又甚不公平者乎。以肉體與心靈相衡。非儼有心靈如主人。肉體如隸從之概乎。然吾人半面爲肉類。半面爲心靈。如表裏然。而此等之宗教。非分離表裏。而但濟度其半面者乎。則其努力之大而效果之小。亦無足怪矣。

例如肉食及娶妻。在某派之宗教。非視爲卑劣不正之行而嚴斥之者乎。然自吾論之。以滿足食慾及健全肉體之故而肉食。亦何有卑劣之可言。以滿足自然之性慾及繁殖子孫之故而娶妻。亦何有不正之可言。惟此等肉慾。若至越度亂倫而貽惡結果於肉體或精神者。始可謂爲惡行。故苟不至是。則肉食娶妻。非惟不爲惡行。且自健康肉體及利用肉體之意味言之。實爲吾人對於一己對於社會應有之權利。又必當盡之義務也。

結跏趺坐善矣。深呼吸亦善也。手握念珠善矣。擊大鼓亦善也。唱經題善矣。誦讚美歌亦善也。巡禮佛寺善矣。膜拜百回亦善也。然此等所以善者。以其皆有合於健全肉體及利用肉體之意味故耳。夫體與心。非當相敵視。而當同心協力彼此相助者也。然吾人言及肉體。動輒聯想疾苦及罪惡等。實甚非宜。心之嚮，白者。萬物何一非嚮白者乎。若有一不嚮白者。必其心不能嚮然無滓耳。

安樂世界

歸依於念腹宗而修行凝腹法之結果。全身之力集注於臍下丹田。不惟得精神統一之意識。又自覺身心之統一。自然疾病消滅。健康增進。忍耐強而勇氣盛。好活動而惡怠惰。不被制於情而克勝於慾。頭腦明晰。意志強固。好喧呶者一變而好平和。

利己主義者一變而爲博愛主義者。厭世家一變而爲樂天家矣。

又念腹宗之信者。任遭如何情事。處如何境遇。而衷心常懷感謝及愉樂之意。一切之艱難。反射的鞏固靜坐之[illegible]力。一切之辛勞自動的豐富腹力之供給。故決無不平於心及停辛佇苦之感。以[illegible]補充之故。而深信凡百動作之有益。故常能歡然而措置一切之情事。利用一切之境遇焉。

又如是之人。其心與體常無瑕隙。無怠忽。故疫病亦失其力。猛獸亦不得犯。心外及心內。全無敵魔可乘之機會。且常融融然。熙熙然。與外界無不相融洽相調和。其體應於地而律動。其心通於天而共鳴。平和之神。亦宿於其平和之心。故彼之身體。常住於極樂。彼之精神。常依於天國。不惟其自身爲然。卽與之相接之人人。以至動物草木瓦石。亦無不受其感化。儼若於擾擾世界中。忽平地湧現一安樂世界焉。佛教所謂卽身成佛。又所謂草木國土之成佛。非卽謂如斯之境界乎。而要不外於集注全力於臍下丹田之結果耳。

念腹宗之效果與熱心爲正比例

綜上所述。則念腹宗固病苦捐除法。健康增進法。無事息災法。延命長壽法。精力充實法。膽力養成法。意志鍛鍊法。道德涵養法。天眞發揮法。人格完成法。又極樂實現法也。故念腹宗非唯於個人爲緊要。卽於社會。亦爲緊要問題也。非僅爲健康及體育之問題。又爲道德及宗教之問題。且爲社會上經濟上之問題也。故苟察人生之目的。憂國家之前途者。及以維持風教社會木鐸自任者。亟宜虛心平氣而研究之。決不可視爲無足重輕之問題也。

念腹宗之利益如此。靜坐法之效果如此。然欲獲得此利益及效果。以忍耐及熱心爲要。靜坐念腹之形式。至簡單。了無變化。故世人每輕視之。又偶然練習。而足痺腰痛胃鳴。紛然雜作。遂不復能[illegible]戛然中止。此極可痛惜者也。不論習學何事。必當以觀厥成功爲告終之期。若數月半載。淺嘗輒止。此等薄志弱行。天壤間尙有何事可爲者哉。孔子曰。三年有成。無論志於何事。三年之辛勤。要不可不刻意耐忍之。況靜坐之修行。尤吾人當終身以之者乎。

余知友某恆謂余曰。『靜坐法特效於君。故君之熱心修行。爲他人所絕無。而亦未聞他人有得靜坐法之益如君者也。』余聞此言。輒引爲憾焉。夫余之熱心於念腹宗及得念腹之效益。誠如斯言。然此不過一面之觀察耳。自余言之。實余先熱心修行。故得有如斯之效績。推極言之。則凡行靜坐法而無效者。必其人之熱心不足也。又多數實行靜坐法者之中。未有一人獲效如余者。以無一人如余之熱心故也。人苟眞能熱心者。則雖愚鈍如余。亦必能獲十倍二十倍於余之效益矣。

靜坐法有不利之時乎

靜坐之練習。不論何人何時。殆無不宜者也。例如普通之運動。食後立卽行之。每有礙於消化。然入力於腹。則非惟由腹部通靜脈管而向於心臟之血行。異常旺盛。卽由心臟通動脈管而向於腹部之血行。亦被其促進。自然有裨於消化。則於食後而立行之。非唯無害。而反有益矣。故余每日三餐之後。必暫時爲凝腹之修行。況食後腹部益張。於力之集注尤爲便利乎。又靜坐法非唯於青年、男子、勞動者爲有益。卽於老人、婦女、坐業者。亦無不有裨。實爲勞心勞力者人人之福音也。蓋於血行及營養俱有良效。故老人及坐業者練習靜坐。則於安坐之際。自能得運動之效果而裨益於健康。婦人實行之。尤有治愈歇斯的里症及胎產便易、乳汁增多等之利益焉。」

或問余曰。靜坐法於抱病之人得無害乎。余答之曰。世人苟有以腹力充實或血行佳良。而反受害以致疾病者。則靜坐法於斯人於斯疾。誠不能無害矣。又有問余者曰。既健康之人。尙需修行靜坐法乎。余答之曰。健康之人。苟愈益健康。豈不甚善。況靜坐法不惟健康身體。又能健康精神者乎。

當先求丹田之力

昔基督關於世間之食物衣服等。嘗詔其門弟子曰。「汝等當先求神之國及其義。苟誠求之。則此等皆當屬於汝等矣。」念腹宗亦詔吾人曰。汝等當先求臍下丹田及其力。苟誠求之。則其他之利益自當屬於汝等矣。

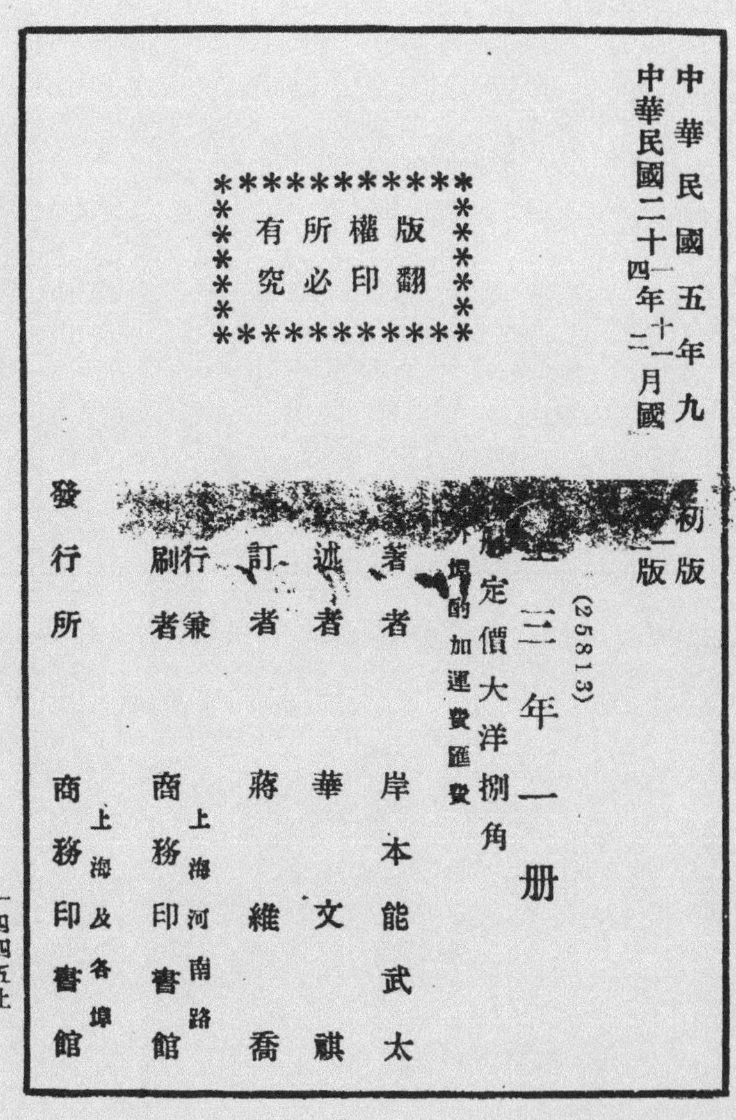

中華民國五年九月初版
中華民國二十四年十二月國難後第一版
(25813)

靜坐三年一冊
定價大洋捌角
外埠酌加運費匯費

著者　岸本能武太
述者　華文祺
訂者　蔣維喬
印刷者兼發行者　商務印書館　上海河南路
發行所　商務印書館　上海及各埠

一四四五上

婆羅門導引十二法

抱錫蕃　著

民國七年版

婆羅門導引十二法

第一龍引以兩手上拓兼以挽弓勢左右同又人手相捉頭上過

第二鼉引峻坐兩足如八字以手托膝行搖動又左右顧各三遍

第三麟盤側卧屈手承頭將近床脚屈向上傍髀

展上脚向前抝

第四虎視兩手據床拔身向背後視左右同

第五鶴舉起立徐徐返抝引頸左右挽各五遍

第六鸞趨起立以脚徐徐前踏又握固以手前後

策各三遍

第七鴛翔以手向背上相捉低身徐徐宛轉各五

遍

第八熊迅以兩手相叉翻處向胷臆抱膝頭上兗轉各三遍

第九寒松控雪大坐手據膝漸低頭左右搖動徐徐迴轉各三遍

第十冬柏凌風兩手據床或低或舉左右引細拔

廻旋各三遍

第十一仙人排天大坐斜身偏筒兩手據床如排

天左右同

第十二鳳凰鼓翅兩手交搥膊并連臂返搥背上

連腰脚各三數度為之細拔廻旋但取使快為

上不得過度

擦湧泉穴說　其穴在足心之上濕氣皆從此入日夕之間常以兩足赤肉更次用一手握指一手摩擦數目多時覺足心熱即將脚指略畧動轉倦則少歇或令人擦之亦得終不若自擦爲佳

擦腎俞穴說　張成之爲司農丞益支同坐時冬嚴寒余一二刻間兩起便溺問曰何頻數若此答曰

天寒自應如此張云某不問冬夏只早晚兩次余諗之曰有導引之術乎曰然余曰旦夕當北面因暇轉往叩請荷其口授曰某先為家婿妻弟少年遇人有所得遂教小訣臨卧時坐於床垂足解衣閉氣舌抵上腭目視頂仍提縮谷道以手摩擦兩腎腧穴各一百二十次以多為妙畢即卧如是三

十年極得力歸稟老人行之旬日云眞是奇妙亦與親舊中篤信者數人言之皆得効驗

李眞人長生十六字妙訣

一吸便提氣氣歸臍　一提便嚥水火相見

右十六字仙氣名曰十六錠金乃至簡至易之妙訣無分于在官不妨政事在俗不妨家務在士商

不妨本業只于二六時中略得空閑及行住坐臥意一到處便可行之口中先須嗽及三五次舌攪上下腭仍以舌抵上腭滿口津生連津咽下汩然有聲隨於鼻中吸清氣一口以意會及心目寂地直送至腹臍下一寸二分丹田元海之中略存一存謂之一吸隨用下部輕輕如忍便狀以意力提

起使歸臍連及夹脊双關腎門一路提上直至後頂玉枕關透入泥丸頂内其升而上之亦不覺氣之上出謂之一呼一呼一吸謂之一息氣既上升隨又似前汩然有聲嚥下鼻吸清氣送至丹田稍存一存又自下部如前輕輕提上與臍相接而上所謂氣氣歸臍壽與天齊矣凡嚥下口中有液愈

訬無液亦要汩然有聲嚥之如是一嚥一提或三五口或七九或十二或二十四口要行即行要止即止只要不忘作爲正事不使間斷方爲精進如有瘋疾見效尤速久久行之却病延年形體變百疾不作自然不飢不渴安健勝常行之一年永絶感冒痞積逆滯不和癰疽瘡毒等疾耳聰目明心

力強記宿疾俱瘳長生可望如覩房事欲泄未泄之時亦能以此提呼嚥吸運而使之歸于元海把牢春汎不放龍飛甚有益處所謂造化吾手宇宙吾心妙莫能述

修眞至要曰精根根而運轉氣默默而徘徊神混混而往來心澄澄而不動又曰身外有身未爲奇

特虛空粉碎方是全真可為至言

右錄圖說不知何代仙真所傳原抄者未將姓氏列入茲姑從闕蓋以祇有內功終嫌缺畧緣將解要三則及按摩導引二十一則併入其中詞句已一一輯正望愛讀者再事詳參而匡教之幸甚幸甚

民國七年歲在戊午季夏月　抱仁子錫蕃識

養生導引術

陳師誠　著

康健書局

民國三十一年八月再版

康健叢書

陳師誠著

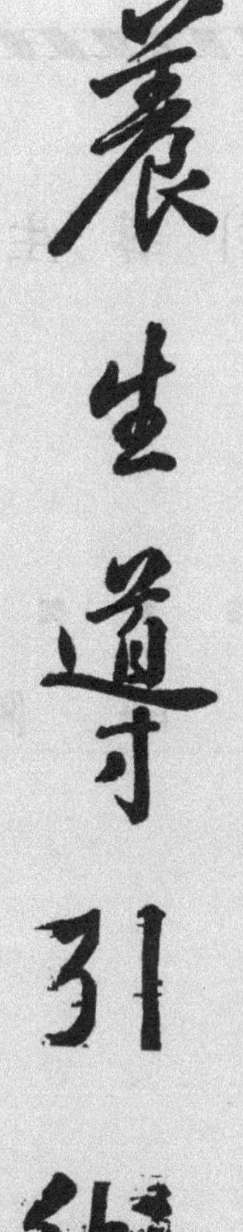

康健書局發行

養生導引術

編著者

陳師誠

康健書局發行

養生導引術目次

養生導引術

陳師誠

緒論

醫所以治病。不病惡用醫。病而求醫。未能必愈。即愈亦已痛苦飽嘗。故治病於已病之後。曷若治病於未病之先。此攝生之所以重也。作者抱利民濟世之心。傳却病養生之術。發千古不傳之祕。開康健壽考之門。秉筆直書。毫無隱祕。所願華胄族類。同登壽域。至於文字之工拙。非所計也。

中醫宗內經。而內經罕言方藥。湯液治病。始於伊尹。至漢張仲景始集其大成。內經之所重者。為攝生。為針灸。為按摩。醫者畏其難而略之。僅致力於方藥。其術於是失傳。內經出岐伯黃帝之手。黃與老並稱。故內經攝生之祕。唯老氏得其眞傳。讀道德、關尹、黃庭、諸經。可以爲證。降及後世。遂爲道家心口相傳之祕密寶藏。拳術家得其大概。演成易筋經、八段錦、等種種功法。惜其宗旨不同。而亦未肯盡洩也。故此術之形諸筆墨。盡情吐露者。實自本書始。

本書爲普通人說法。故詳於功法。而略於原理。蓋此術理由。非常深奧。非熟讀內經。對於人身組織。臟腑部位。以及種種生理作用。氣化流行。瞭如指掌者。未易領悟也。古之養生家。得訣而行。已享康健壽考之效。而終其身僅知其當然。

而不知其所以然者。比比皆是也。近世歐化東漸。對於生理解剖。不厭求詳。足以補内經之所不足。合而參之。說明似較容易。然亦非數萬言之所能盡。抑亦非盡人之所能解。故僅於總論篇中。略陳梗概。不復詳言也。至於功法。則不厭求詳者。欲使讀吾書者。皆可依法而行。共證康健壽考之果也。譬諸醫者治病。處方給藥。已盡其職。更不必將用藥理由。與藥品性質。爲病家詳述也。

(二)本書以却病延年自然康壽爲宗旨。故書中所述。均不離此旨。所修皆色身上事。至於百尺竿頭。更進一步。種種上乘功法。均未收入。以符本旨。蓋上乘功法。即道家所謂丹訣。非一於心性上下過苦功者。不能行也。雖言奚益。

(二)書中所述養生方法。計分三步。初步爲外功。中步爲內運。末步爲補虧。學者宜先習外功。後及內運。萬勿躐等以求。苟能於初中二步。勤行不懈。已可收却病健身之效。若補虧一步。乃延年益壽之事。雖不能必責以返老還童。而壽享期頤。可操左劵。老年人行之。目眊可以重明。耳聾可以復聰。精神矍鑠。無異壯年。此皆實驗之談。非虛語也。

(三)補虧功法。以虛心爲最要。老子所謂虛其心。實其腹。吾以觀其復。卽此義也。故行功之際。首重虛心。若心不能虛。雜念紛起。則非徒無益。而又害之。不如不行之爲愈也。虛心方法。本書冥心、守竅、防弊三章內。言之綦詳。而入手之初。又以心息相依爲最便捷。蓋心動外馳。何能靜定。靜且不能。遑論夫虛。孟子曰。學問之道無他。求其放心而已矣。心依於息。自不外馳。故心息相依者。收放心之方便法門也。放心旣收。然後能定。定而後能靜。靜而後能虛。初學之時。必覺心神煩惱。氣塞不舒。不妨勉强而行之。日久功深。自能靜定。無窮妙境。悉現眼前。其樂融融。有非南面王之所能易者。更無所謂苦矣。

(二)本法傳自道家。實卽內經攝生之祕要。作者以十餘年之心血。研究參訪。不遺餘力。迭遇高明。始得全訣。證以靈素及丹家之書。若合符節。復參以近代西人生理學說。亦可會通而無抵觸。猶不敢自信。復身體而力行之。其效咸見。方敢著成專書。公諸同好。非道聽途說者所可比擬也。

(二)古代養生方法之散見於丹經道籍者。不一而足。惜其東鱗西爪。或則祕母言子。或則故用隱語。無統系之可言。使讀者如墮五里霧中。茫然莫知其所指。而其微言精義。實有未可厚非者。本書以傳法爲宗旨。故凡古人口口相傳之祕訣。不肯筆之於書者。則言之唯恐不詳。若已爲古人所道及。而其言又精確不磨者。則卽採用古人文字。不復以己意爲之增改。總以明白曉暢爲主。至於採用何家著作。不復注明者。非敢掠美也。

蓋本書本非以文字見長。但恐法之不眞。不計文之工拙。古人卽我。我卽古人。不拘拘以形跡論也。

(二)學無止境。道豈有窮。此集思廣益之所以尙也。同志催促。倉猝成書。掛漏謬訛。知所難免。倘蒙海內博雅君子。正其謬誤。匡其不逮。俾神州學術。重放曙光。斯道昌明。同登壽域。不特作者之幸。抑亦社會之幸也。

第一章　總論

人身氣血。日夜周流。但須兩得其平。一有偏勝阻滯。卽生疾病。心主血。腎主氣。心腎相交。水火旣濟。氣血調和。禦外邪之侵。固臟腑之氣。康健之基。實建於此。心體上圓下尖。形如牛心。其上周圍。有夾膜膏油包裹。卽包絡也。包絡上爲心系。連於肺系。皆著於頸下。其系膜網。遂循腔子而至胸肋盡處。則爲膈。膈下爲中焦之膜油。又下則爲下焦。心中脈管。通於上下內外者。皆是從包絡之膜油而行達也。心空如囊。有兩房。左房遞血出。行周於身。血色變紫。復返於肺。得口鼻呼吸之氣以滌之。還爲赤血。乃從心右房以入。其左右開闔起落不休。周身之脈。應之而動。飲食入胃。得脾胃津液之消化。而成汁液。其渣滓則下入小腸。液汁從胃絡上行於肺。其色白。上交於心。得心火之化。而成赤血。靈樞經謂中焦泌糟粕。蒸津液。化其精微。上注肺脈。乃化爲血。卽此義也。腎形如豆。居背脊十四椎下。左右各一枚。中有油膜一條。是爲腎系。貫於脊中。以通髓道。名曰命門。爲人身生氣之根。從此系生出膜網。周於上下。名曰三焦。三焦根於腎系。生出油網。連接大腸之前。膀胱之後。中間一個夾室。是爲胞宮。道家謂之丹田。與膀胱只隔一層。凡人飲水。從胃中散出。走油膜。歷腎中。兩腎將水滴瀝。然後從油膜入下焦。滲入膀胱。呼吸之氣。入肺歷心。引心火從背後氣管而至胞中。胞中與膀胱相連。胞中之陽熱。遂薰蒸膀胱之水。化而爲氣。透出膀胱。亦歸胞中。故胞中亦名氣海。此氣循臍旁之氣街穴。上胸膈而出於肺。是爲呼出之氣。其從油膜四達者。則走肌肉。出皮毛。是爲衞外之氣。皮毛之內有肥肉。肥肉裹。瘦肉外。夾縫中有油網。名腠理。腠理卽三焦之所司。以其從內油網透出而生此膜腠。內外油網。同是一物。油網卽三焦也。油網不利。則水道不通。膜膈滯塞。則胸前痞結。衞皮毛。溫支體。出聲音。充臟腑。只此一氣而已。總之。心主血脈。腎主元氣。血爲營。營行脈中。氣爲衞。衞行脈外。營以爲守。衞以爲禦。營統於肝。衞統於肺。而其根則皆在心腎。內經云。腎藏精。精雖腎爲主。實則合心血之所化。督脈主人身元陽之氣。從命門下至胞宮。化而爲水。胸前任脈與太衝脈。導心血下入胞中。與水相合。女子氣從血化。是成月信。男子血從氣化。由此生精。其精之內斂者。則返至腎系。入於脊中。是生骨髓。上至於腦。而爲髓海。腦開七竅。與天氣通。故腦髓者。人身元氣之主宰也。是故氣血平衡。週流無礙。則百病不能侵。寒邪不能襲。身心有不康健者乎。世之體育家。僅知運動其體膚。而不知清利其氣血流行之路。倘能收偉大之功效。況加以開通經絡。聚氣固精之妙法乎。故能依我法而行者。必能收身心康健壽享期頤之效。卽體素衰弱。且有夙疾者。按法行之。亦能於最短之時期中。使百病消除。體質强壯也。此法乃古道家養生之祕法。得者每閉口深藏。視若枕中之寶。不肯妄授於人。作者以十餘年之研究參訪。始得全訣。不敢自祕。公開傳授。志在壽世利民。非敢自炫其能也。謂予不信。請一試之。

第二章 外功

此法與坊間所傳種種養生方法不同。與體育家鍛鍊筋骨者亦異。其事簡而易行。收效神速。其目的在於開通經絡。掃除痰火。使氣血得以流行無阻。法分二十四節。茲分述如後。

(一) 擇地

行功宜設靜室。室內不可多置玩好。以亂心目。窗宜常開。使空氣清潔。遇疾風暴雨則閉之。防受邪也。諺云。工欲善其事。必先利其器。此節亦頗重要。唯爲環境所限者。可以不必拘泥。卽於臥室行之。亦無不可。

(二)飲食

飲食爲養命之原。亦爲致病之本。養生家不可以不愼。食不可過飽。過飽易於積滯而致病。老年人尤宜注意。食品以多食菜蔬爲佳。蓋食物所以補我身營養料之所不足。魚肉等血肉有情之物。其中所含原質。多爲我身所固有。非若植物菜蔬中所含者。多爲我身所缺少者也。食以補缺。今不補其缺。而反增加其所固有者。其無益也明矣。此理近世中西醫學家及衞生家言之甚詳。故不多贅。總之。味宜淡薄。食不可過飽。食品宜多

用菜蔬。能屏除葷腥者尤佳。食後宜摩腹數十次。緩步百餘武

●能端坐冥心片刻尤妙。

(三) 排濁

晨起之時。胸多濁氣。滯於胸中。其弊實多。一覺卽起。擁衾端坐。肩背聳直。閉目定心。先以溫水漱口。呵出濁氣三口。使內臟濁氣。盡情排洩。呵氣只三口已足。不必過多。

(四) 降火

舌下有二竅。名爲玄膺。一通心。一通腎。舌抵上腭。則玄膺竅開。心腎之氣。自後上升。津液自然滿口。津液少者。可以舌攪之。其液自出。攪畢。仍抵上腭。然後將此液分三口嚥下

。徽徽以意。送入小腹下丹田。此液道家名爲華池神水。借神水之力。降五臟之火。縱有虛火。可以自然下降矣。

（五）擦面

嚥津之時。用兩手相搓。使其發熱。熱後。卽以兩手摩擦鼻之兩傍。然後兩目、兩耳、面上、天庭。以及前後髮際。逐漸摩擦。務使均匀。擦時呼吸之氣。須徽徽出納。此法可使人神清氣爽。

（六）鳴鼓

用兩手掌掩耳。手指撫於腦後。然後用食指加於中指之上。徽徽用力下彈。指着腦後枕骨。耳中必作聲如鳴鼓。故名鳴天鼓。鳴鼓之時。必俯其身。俯身而鼓。所以使身中元神陽氣。自背上達。道家所謂乘槎達漢。卽此法也。兩指彈一次爲一鳴。每次行功。鼓鳴二十四下。武當許師云。天鼓不鳴者。三日必死。所謂不鳴者。卽彈之無聲也。此法能祛耳鳴。

（七）叩齒

叩齒者。上下齒相擊也。法以舌抵住上腭。上下齒相擊三十六下。蓋舌爲心苗。舌抵上腭。則心神便隨之而上注。齒爲筋骨之餘。擊之可以活動週身之筋骨也。三十六之數。亦不必拘泥。

（八）運目

先將雙肩各扭二十四扭。將兩手安置膝上。搖動其頭。以兩目隨左右二肩。各看二十四次。此法須與扭肩同時行之。蓋扭肩搖頭。所以運動上半身之經絡、血脈。營統於肝。肝開竅於目。目光所至，氣血隨之。故能通周身之氣血也。

(九) 托天

兩手握拳。輕徐上舉。伸直後。將手放開。手掌朝天。微微用力。如托物然。隨即徐徐下降。仍置膝上。如原狀。其起也緩。其落也亦如之。舉三次或五次均可。總以骨節通暢。不致氣粗爲要。舉手時用鼻吸氣。用意貫至十指。放下時將氣微微呼出。

（十）開弓

開弓者。兩手平肩。作開弓狀也。左右各開一二十次。開時須平心靜氣。不可過於用力。能閉氣尤妙。兩目凝視指尖。隨手而動。勤行不懈。能瀉三焦之火。

（十一）洒腿

起身緩行數十步。退而坐。擺扭我腰。十次或十五次。然後伸縮兩腿。如擺腰之數。使骨節通暢也。

（十二）按摩

上半身經絡既已活動。此時須顧及下身。法以右手握腎囊。左手擦小腹二三十次。又用左手握腎囊。右手擦小腹二三十下。

然後俯身攀足。左手攀住左足。用右手擦左足心二三十下。右手攀住右足。用左手擦右足心二三十下。摩腹者。所以運腹中之氣。手攀時。必俯其身。腹中清氣必自督脈上升至腦。足旣受攀。則足心陽氣。必自脚背而上。隨腹中之氣而同升。如此則雖不求清利氣血流行之道路。而道路自清利矣。

（十三）擦腰

擦腰者。以兩手掌反向後面腰際各擦二三十次也。擦時須心隨掌轉。不必用力。以意到爲主。

以上各條。均係外功。蓋人身關竅脈絡。多有積痰壅阻。氣血雖可勉强流通。不能暢達。引導亦未易爲力。上述諸法。均所以輔助內運導引。而收事半功倍之效也。

(十四) 呼吸

呼者。呼出胸中之濁氣。吸者。吸入太空之清氣。其功實司於肺。肺爲五臟之華蓋。又爲傳導之宮。內經謂穀入於胃。傳導於肺。人身衛外之氣。皆賴肺之傳佈。血液自經大循環之作用。行遍全身後。其色變紫。血色本紅而紫者。內挾人身穢濁之氣也。乃經肺循環之作用。而入於肺。與肺中自口鼻吸入之清氣遇。清氣中所含養氣。與血液中所挾濁氣。起化學作用而成炭養。此氣仍由口鼻呼出。血中穢氣既去。色復爲赤。還歸於心。血液之能常保其赤色者。皆肺之功。故養生家謂呼吸之功。實較飲食尤爲重要。蓋數日不食。未必致死。而呼吸一停。生機即絕。近代衛生家有提倡斷食者。不食月餘。精力如舊。而未聞有能停止呼吸至數十分鐘者。其重要概可想見。是故肺部一病。全身必受影響。而其病又非藥石之所能奏功者。舍於山巔海濱。空氣清潔之處。靜心調養外。實無他法。此肺部衛生之所以不可以不講也。

常人呼吸。僅及肺尖。其息短而促。此病態也。近世體育家。有所謂呼吸運動者。借兩臂升降之力。以擴張胸部。而助肺之呼吸。法至善也。茲特規定呼吸修養方法如左。

（甲）呼吸運動

一此爲近世體育家常用之。法身正立。吸氣時足趾用力徐徐提起。同時兩臂伸直。由前上舉。使胸部擴張。肺部遂得充量吸收新鮮空氣。呼出時。足踵徐徐着地。兩臂同時徐徐下降。回復原狀。吸時用鼻。吸息宜深。呼時用口。吐氣宜盡。

（乙）靜坐呼吸

正身端坐。滌慮洗心。使呼吸之氣。由淺而深。由粗而細。由躁而靜。由促而長。以萬籟俱寂中。耳不能聞氣息出入之聲爲度。呼吸俱用鼻。

（丙）心息相依

心如猿。意如馬。動而外馳。不易安定。常人心意氣息。每各不相謀。故使心息相依。氣入則心亦隨之而入。氣出心亦隨之而出。此法與靜坐呼吸。初學時每覺不適。習之既久。自然安樂矣。

按此三法。爲修養呼吸之祕寶。勤行不懈。肺部自然健全。莊子所謂熊經鳥伸。吐故納新。卽呼吸運動法也。靜坐呼吸。卽道家調息法也。心息相依。卽天台智者大師六妙法門中隨息法也。吐納之祕。盡於此矣。

第三章　內運

（一）行氣

一以下諸條。均內運之神功。爲道家之祕寶。先以鼻吸氣一口。心中存想下丹田氣海中所藏之氣。從背後漸漸上升腦府。須用意想之功。徐徐上引。不可用力。既至腦府。卽將此氣由前下降。用雙目眞意。徐徐送下。直至左右脚趾。過脚底。由脚跟朝下。至穀道處。將肛門一收。防其外洩也。仍以目意徐徐運至背心。分送兩肩、兩臂。過手背。至中指。由手心。過手腕。運至胸前。過腮後。朝腦頂。由前轉眉間。過玄膺嚥下。送至氣海。是爲行氣一週。行氣時呼吸之氣。規定如下。初運時吸氣一口。至腦府下降時呼出。至脚跟時再吸一口。至背心時呼出。過手心時再吸。回至氣海時呼出。共三息。運畢少息。再用前法運之。共運六七次即可。此法以意引爲主。意到卽可。初學之時。未必果有眞氣隨之上下。久後自能流通無礙也。切忌用力。

（二）導引

氣血週流。未能通暢。導之以意。引之以心。借助以目光。故名導引。蓋意之所至。心亦至焉。心之所主。氣卽隨之。營主血。榮統於肝。肝開竅於目。故必藉目光之助。然後能血隨氣行。斯義甚微。非精於醫者。不能知也。法先含眼光。使不外視。凝耳韻。不令外聽。閉口。舌抵上腭。使氣不外洩。調鼻息。務使細而長。深而緩。忌急。忌粗。忌淺。以耳不聞出入之聲爲度。心宜靜。不可令雜念紛起。少頃。津液滿口。徐徐嚥下。用意送下。過亶中。至臍輪。達氣海。用意分作兩路。由左右兩腿下降。至膝。至脚背。至足尖。過足底湧泉穴。達足跟。向上。過膝彎。至尾閭。合成一處。尾閭爲人身脊骨末節。居肛門之後。斯時宜緊攝肛門。如忍大小便狀。以防氣之外洩。然後徐徐上引。過夾脊。至頸下。肩際。用意分送兩肩。兩臂。由肘後至手背指尖。回過手掌手腕。至前胸。上升。歷腦後。至腦府。直上頭頂。然後閉目。以意上注頂門。使目光上升頭頂。引此眞氣下降。過明堂。（明堂在眉心內一寸餘。）至上腭。迎之以舌。則津液滿口。嚥下。仍以意引歸丹田氣海而止。此法能疏經脈。開關竅。通壅滯。達邪蕩穢。爲養生家無上法門。此法始於赤松。爲道家祕寶。唐宋丹家所謂玉液煉形者卽此。

上述行氣導引兩則。雖屬內運工夫。却病則有之。補虧則未也。常人爲衣食所趨。爲聲色貨利所誘。七情動於中。六慾擾於外。元氣暗虧。精神日耗。而不自知。年未老而先衰者。比比皆是也。是故心計愈工。壽命愈短。此補虧方法之所以不可不講也。以下各節。均爲精氣已虧。身體衰弱者說法。虧者補而足之。轉衰弱爲健全之祕法也。得者寶之。

第四章　補虧

（一）握固

補虧之法。首重定心。心不定則逐物而外馳。神氣亦隨之而外耗。心如猿。意如馬。動而不定。易放難收。定心二字。夫豈易言。不有妙法。初學將從何入手。其法維何。卽握固是。龍門閔小艮眞人曰。心之寄宮。乃在兩手之心。故靜坐之時。先用兩手大指尖。各掐兩手中指無名指之第三節間。而以四指包握大指。而成拳形。如此握固。則心居本位。而一身之氣。咸自相拱護。不勞招聚。而自相聚於絳闕上下四傍矣。此聚氣之初工也。絳闕一名膻中。在胸前人字骨下軟處。俗稱心口。

（二）冥心

飲食水穀。經脾胃消化。而成液汁。其質潤而溫。其隨氣而聚也。如雲如霧。心居本位。則如雲如霧之物。化而爲液。下滴點心。化而爲血。其理由已於總論中詳言之矣。是故握固之後。便應冥心。所以補其血也。冥心須久。久則方妙。蓋奉心化血。本非指顧間事。握固則心居本位。居本位則易定而靜。定靜則心冥。心冥則氣朝絳闕。氣朝絳闕。則水穀精華所化之液汁。亦易於上升而化血液也。冥心須久者。所以成全其化血之功也。

（三）守竅

一人身氣血。相輔而行。氣攝血而行。血隨氣而走。血旺氣衰。

則氣不能攝血。血多反足以致病。此補氣之法。所以不可以不講也。此氣計分二種。其一爲衞外之水氣。卽膀胱內積水所化。走三焦。達腠理。衞皮毛。温支體。出聲音。充臟腑之氣也。其二爲元陽之氣。督脈所主。從命門下降胞宮。化精之氣也。內經所謂天癸。卽此氣之所化。道家喚作炁。所以示區別也。補氣之法。厥唯以心意下注胞中。引心火下降腎水。心火下降。則胞中熱。胞中熱。則膀胱之水。易於化氣。而衞外之氣以充。元炁至胞中而化精。慾念一起。則下洩。而元炁耗矣。今心火旣入胞中。胞中大熱。薰蒸已化之精。返而爲炁。化炁則精不下漏。而元炁亦固。守竅云者。卽以心意守住此胞中一竅也。

（四）逆流

人身百脈。以任督兩脈爲綱。督主氣。任主血。元陽之氣。自督脈下降命門胞中。與衝任之血。化合成精。出陽關而洩。其殘餘者。則留於睪丸。其道順。今以守竅之法。蒸胞中之精。重化爲氣。氣質流動。易於走失。苟無妙法以保存之。其與下洩。亦相去無幾。抑易於致病。保存之法。厥維逆流。何謂逆流。督脈之氣。本是下降。今逆其下降之勢。使之上升。非逆流而何。此法在道家謂之河車逆轉。亦名爲妙轉法輪。逆升之法一。全賴意引。蓋守竅既久。精漸化氣。丹田之中。自覺有一股熱氣。東衝西突。動蕩不休。如浪湧潮奔。如龍蟠虎躍。急將此氣。用意引之下降。直至尾閭。緊攝肛門。如忍大小便狀。防其漏洩。然後從尾閭循脊骨徐徐上升。直至腦府。兩目上視。用意引此氣在腦海中。左旋三十六轉。右旋二十四轉。轉畢。靜坐片時卽可。此法能健腦力。充骨髓。旺精神。明雙目。强筋骨。補虧之祕訣也。

（五）開關

人身有三關。尾閭夾脊玉枕是也。尾閭在肛門之後。卽脊骨末節。夾脊居脊骨之中。與膻中相對。玉枕卽腦後枕骨也。此三處阻塞不通。故名關。精氣上升。每爲所阻。疏而通之。使精氣上升無阻。是名開關。開關之法。全賴意引。首開尾閭。次夾脊。次玉枕。法以心意。專注於尾閭。心之所至。氣卽隨之。氣之所至。血亦至焉。心意久注於尾閭。氣血自然常在尾閭衝撞。其中滯積。自能漸漸消除。及至精氣發動。下衝尾閭時。更以意引此氣。微微用力。通過此關。初學時雖未必能卽通。日久自可開通。開關時骨節內必微有痠痛。無害也。此關一通。精氣上升。便勢如破竹。直至夾脊。亦用前法開通之。又至玉枕。仍用前法。叩關使通。三關旣通。精氣卽一直達腦府。所謂還精補腦。卽此法也。此卽與逆流一節。相輔而行。兩相參看。其義自明。

精氣留於腦海。至多以一週時爲度。不可過久。過久則弊生。仍宜引歸胞中。使安本位。胞中爲蒸水化氣之所。（義見總論。）其用如爐。故名歸爐。其法。端坐閉目。調息凝神。兩目上視頭頂。所謂上視者。不過心意中作此觀想。非目之眞能上視頭項也。閉口。舌抵上腭。然後用心意引此精氣。徐徐從前面下降。過山根。至上腭。以舌迎之。此氣必化爲津液。冷如冰。白如玉。清香滿口。徐徐嚥下。過十二重樓。十二重樓者。卽喉下食管之別名也。至膻中。膻中在胸前人字骨下軟處。俗所謂心口是也。仍以意引歷黃庭。黃庭在心下臍上。而歸丹

（六）歸爐

田。丹田卽胞中也。精氣既歸丹田。必須萬緣放下。靜坐良久。至少須半小時左右。方可出而應事。

（七）溫養

溫養者。保養此丹田中之精氣也。精氣既重歸丹田。仍須隨時用心意照顧。勿使散失。其法。卽在靜坐時。微微用意默照丹田。其事宜若有若無。不可如守竅時之以全神貫注。只要心意中不忘却卽可。倘於靜定之中。外腎勃然而舉。急宜用逆流歸爐二法。使精氣後升前降。既囘丹田。仍以心意溫養之。行之不懈。不出一年。能使耳聾復聽。目眊重明。化衰弱爲强壯一也。

第五章 防弊

修養得失。性命相關。得訣不眞。其弊實夥。茲將其害之最烈者。略舉數則如左。

（一）冥心不久

握固冥心。其目的在於使脾胃消化成液之食物。上升於心。奉心化血。此補血之要法。冥心節內。已詳述之矣。然苟冥心不久。則食物所化之液汁。雖化氣上升。未及入心。而傍落於中脘左右。則不化血而成痰。久久積多。則成痰飲之症。世之修養家。有未得康健之效。而反成痰飲症者。卽冥心不久之故耳。

（二）心不能虛

養生要訣。首重虛心。心不能虛。雜念紛起。則用意引導精氣時。必不能指揮如意。雜念一起。眞氣卽散。卽如冥心一節。爲化血之神功。無如心不能虛。則所化新血。未行於絡。未統於脾。未藏於肝。置而不顧。其血橫行而無歸。積而外發。必成吐絡血。赤濁。腸紅。赤帶。等症。世之養生家。初行功時。無不見效。既而忽患上述各症而中止者。比比皆是。此皆不能於虛心二字上加工夫耳。然則虛心之訣如何。曰放心於無何有之鄉而已。

（三）守竅失法

守竅者。卽以心意下注丹田。降心火入於腎水。使丹田發熱。化水爲氣也。苟行功不勤。時行時止。丹田未能充分發熱。其弊實多。蓋血爲精本。精爲氣源。血化爲精。精化爲氣。丹田不熱。則水冷而不化。其所積留於下部間者。乃頑液。不得謂精。古人有言。腎煖則生精。心涼則生血。味此二語。則心意之下注於丹田者。非惟益乎腎。抑亦利乎心。其訣維何。將我目光。內導心氣。從我心後。分注兩腰。盤旋於左右兩腎之間。丹田之內。則凡所生血。卽隨氣下降。由任脈下注丹田。經我心目注旋不已。煖氣自生。漸漸大熱。如沸如炙。則所降之血。立與督脈元氣化合。而成眞液。其色純白。所謂精者是也。然此精不經兩腎大熱。如沸如炙。以至於左右大熱。會前升入臍輪。再用心火大煅一場。此精僅隨向所積液。伏於膀胱左右耳。相火一動。油然走泄。是卽世人所患遺精症也。訣維加功於兩腰腎。使丹田腰腎常大熱。則臍輪一關。自得大熱。而精自化氣。世有赤濁赤帶之症者。由所降心血。達至於腰。未經心火一烘。卽隨氣流膀胱。隱伏而滯。後感外邪。一引而出。男曰赤濁。女曰赤帶。於斯可知守竅之宜有常。而不可以兒戲出之也。

（四）開關之重要

初學之士。眞氣既衰。心力又薄。尾閭之關。閉塞而不通。況脊骨之中。節節有積痰壅滯。苟不仗此開關工法。其穿關也固不易。而欲節節通升。焉能無阻。然事又不可中止。倘此尾閭關不開。則所有精不固。而所降留之氣。豈肯安駐腹間。不變爲腹脹、脅疼、肛癰、痔漏。則變爲氣忡、心怔。小則亦必變爲牙疼、眼赤、頭眩等症。幸而關穿脊達。倘或中住。則有發背、對口腦疽等患。是以先哲開此不得已有爲作用。以解種種之厄。其訣乃一意神注尾閭。而於糞門作忍大便勢。其氣則縮而提矣。如是行之。尾閭關必開。我則以頭稍向前面。而又用意自下提上。聳其兩肩。則其氣自從夾脊節節上升。升一節則加一提聳之功。直覺此氣已到玉枕骨間。然後用目視頂門之法。目視者。非以開眼視之。乃以眼合著。其目則向下。而使其氣上達。直升腦髓。而其作用。則又在於以心意專注玉枕。用力引之上升。氣歸腦海。然後再以目光上注。引之下降。復歸丹田。方無弊病。

以上四則。均弊之大者。故不憚詳述如右。讀我書而行吾法者。幸毋忽焉。

中華民國三十一年八月再版

（康健文庫之一）

養生導引術一册

每册定價國幣一元五角

外埠酌加運費滙費

編著者 陳師誠

發行兼印刷者 康健書局 上海霞飛路四四四號

發行所 康健書局

長生術——太乙金華宗旨

〔金〕丘處機　著　民國二十二年刻本

灵主诀——太乙金华宗旨

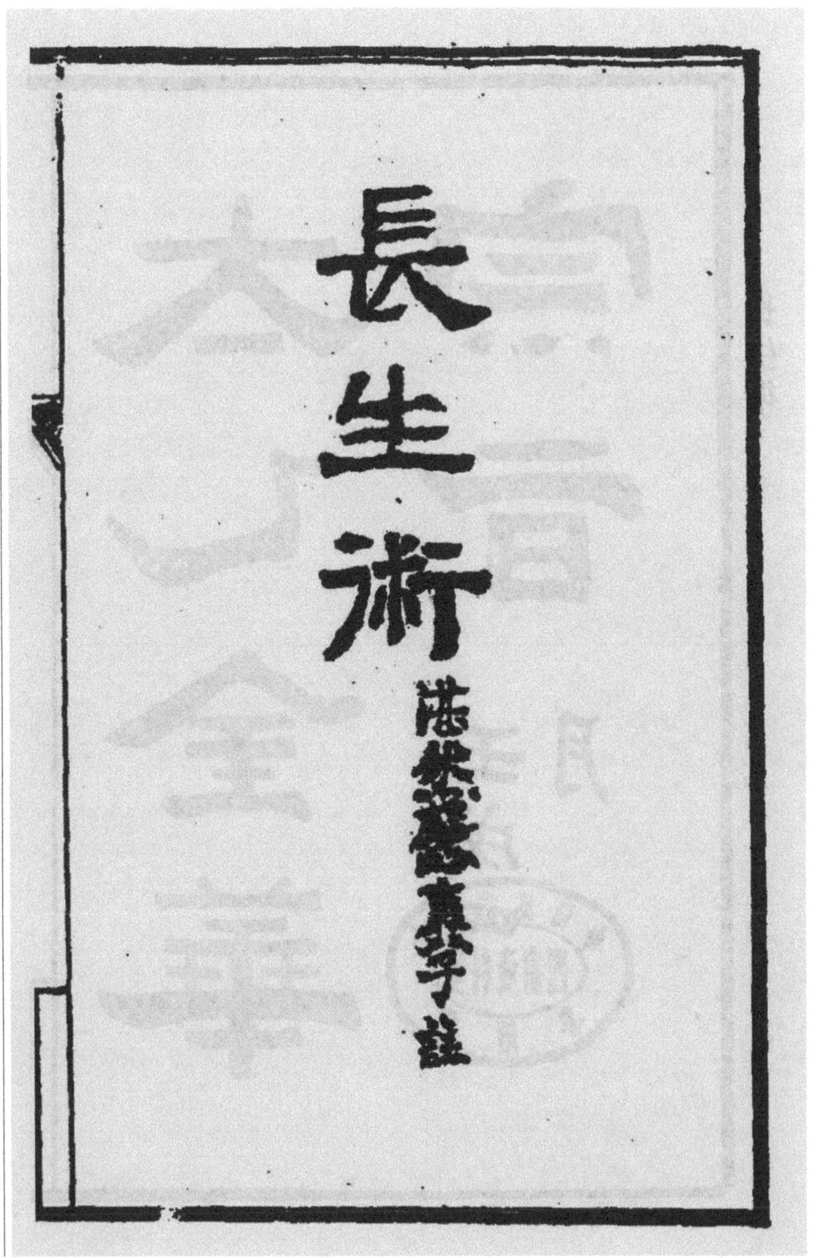

長生術

湛然慧真子註

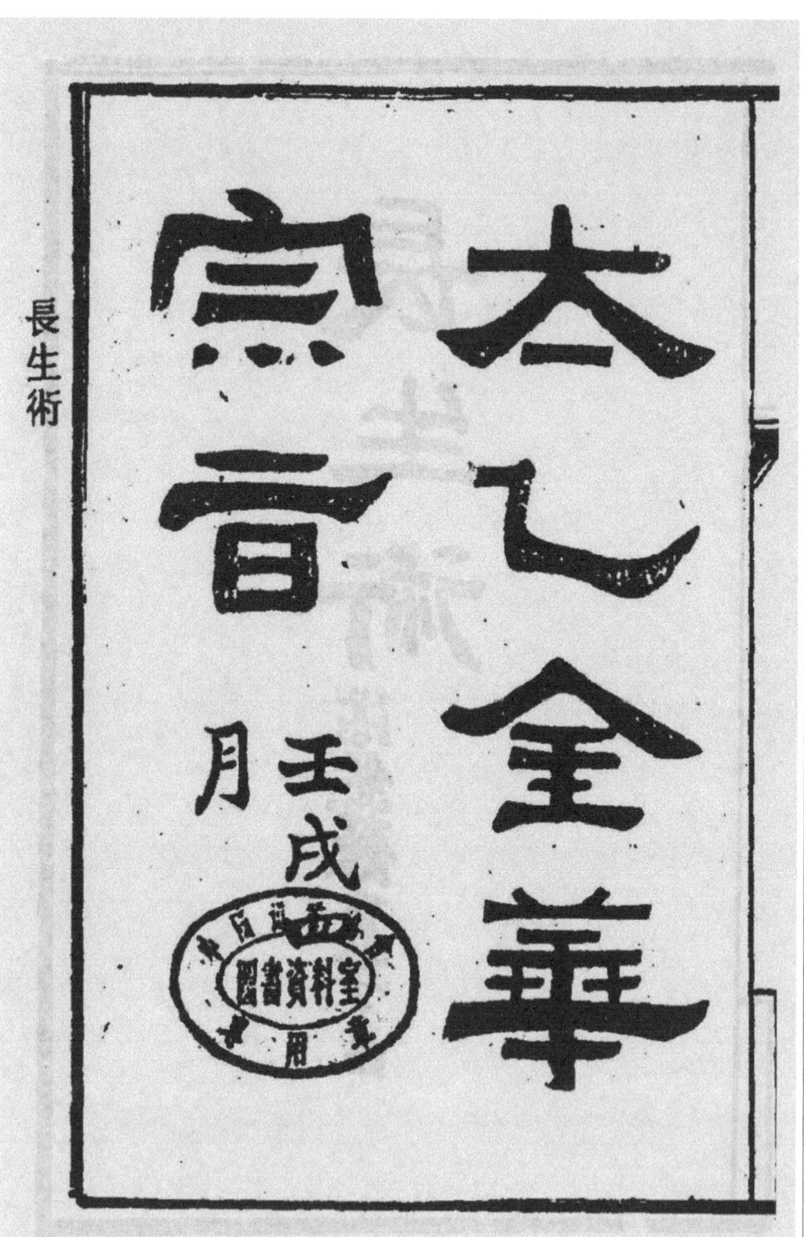
長生術
太乙金華宗旨
壬戌
月

叙

夫物之盛者終有衰之日理之屈者本有直之時人之生者必有死之期如有晝必有夜有陰必有陽有生必有滅此乃萬物不移之定理古今不易之常經也奈何世人樂生而畏死甚至有諱而不欲聞者何哉夫既諱死何不求養生之法以避之也或謂死生有命何能趨避不知世有長生之法而人多未儕及之耳使常語人山凡人除被困雜所迫窮困所逼之外未有不欲長生者然特患無長生之術藏夫世有長生之法多密而不肯宣之於人或假旁門左道煉自金石之術以誘人往

往不能以長生至道授人者何哉蓋至道與左道相反左道以吐納採補種種利欲以誘人至道以修身養性處處克己以導人利欲乃人之所好故易於引人克己逆人之所難故不易於授人古今來修煉志士而不能功成圓滿者比比然也大抵人欲長生非先摒除私念靜養心氣不可然養心爲延齡階梯聖賢仙佛皆從靜心入手但仙佛養心非只靜坐孤修入山入林之謂也果能立功於世立德於人順道之自然無人不可長生無人不可作聖要點在凝神入於炁穴然後煉精返炁造成長生不死之軀故仙佛恐世人不知入手門徑特

藏外道書

將玄訣奧旨著於丹經。社會中上志之士。往往誤於丹經隱語。因之盲修瞎煉。終老歸去。故紫陽真人曰。饒君聰慧過顏閔。不遇真師莫強猜。知是丹經無口訣。教君何處結靈胎。而中下之流。又多被名利所牽。不知丹經之爲何物。殊不知丹經乃長生之梯筏也。即或有知者。又苦於詞語深奧。難以了解。義理精微。無從下手。僕於各丹書之中往復閱之。見有淺而易曉者。如太乙金華宗旨及慧命經二書。知是書爲初學入門之捷徑。擬於翻印以廣流傳。惟恐世人不明竅旨。不欲入目。失其長生之機。不知太乙金華宗旨一書。實爲養生入手之必要也，故易其名曰長生術。至於慧命經，亦指明世人添油接命之秘法，故易其名曰續命方。蓋人無精氣則死，如燈無油，燭則即消滅，此無可辯言者。即中西各教傳士新舊妙法，百計千方，能有逾過此術者鮮矣。即或有藉他法而能延生者，此爲旁門小術，徼法窮毀肉軀，即須。然非變化無窮金剛不壞之正道。惟太乙金華宗旨一書，乃純陽祖師曉諭世人欲求長生，須先由靜坐講觀竅端入手，然後心空性現，久之命宮眞炁自生，即書中所謂一粒黍珠發現是也。總不過由回光養性起手。至於周天法則爲此述說雖詳，未肯將煉精返炁之法指明。是詳言其性。兼言其命。未便將命宮秘法鑿洩也。而柳華陽真人憫世人誤於丹經隱語。不知煉精還氣之法。故著慧命經一書傳世。是書由小周天法則起手。直至煉神還虛。至道秘法。盡行洩露。首云漏盡。即人之元精。梵語名慧命。言人非精氣不能生活。故詳言其命。備言其性。識以長生不死。非慧命不可。今將太乙金華宗旨。略為註解。及慧命經一書。合訂為一册。不實為性命之指南。寔乃發生之寶筏也。昔吕祖有詩曰。只知性不知命。此是修行第一病。又云只修祖竅不修丹。萬劫陰靈難入聖。夫修祖竅者。即只剩識覺端之謂。今人誤以是法。以爲仙佛不傳之秘訣。不知此乃修性之奥旨也。夫秘點之源，在於修丹。即釋氏所云之靈命。儒稱元炁。道家謂之元精。煉之而成金丹。又名。儒曰窮理盡性。釋曰明心見性。道曰修眞煉性。儒曰盡性。見性。煉性。乃是三聖修眞之要點。因性屬離火，即神也。命爲坎水，即氣也。用神與氣交合。應當行住坐臥，常要用此工夫。凝神入於炁穴。即是取坎填離。交合日久。則任督脈通。百病漸消。是謂後天之小河車。養生延壽之法也。待至陽炁發生。若得眞師指點。行風火昇降。小周天之法。斯時則元精可化爲先天之炁。即是佛祖之明心見性也。人若得此元炁則眞陽不洩可以長生不死乃為成佛作祖之根基即佛經所謂之漏盡通是也然欲學此大乘之法而又非由回光返照不可所慮者恐被盲師引入岐途不但不能延年而且患病嗚呼不是氣血不和就是陰陽偏枯混冒調攝有損無益如此修道未免執迷津以行而世何從得見光華之路哉今吾友王君敬五鄒君思聖二公因訪道來平途中購得此書閱之始知印刷者將下卷慧命經刪去想係因世間已刻有木版流傳故不重鐫也因此書於民國十年僕曾印刷千卷贈人原為修煉正道者須知此二書為煉丹入門之層

次故合訂爲一册以便工夫程序可以貫串俾閲者得知其金仙大道由淺入深盡性至命之要領今王鄭二君欲刷印送人惟恐閲者不知此書內詳述之續命方即係印送時易名之續命經也因囑僕作序以述其原尾僕頗嘉二君熱心度世遂將原序删改付於二公刊刻以便欲閲續命方者可將續命經閲之則知其添油接命之法然須由坐工調息入手而又須當明以因時改革之義現值後天進氣古之跏趺打坐不如今之先天坐法爲適宜矣　浙紹誰知閒爲寄序

中華民國二十二年即夏曆癸酉孟冬上浣

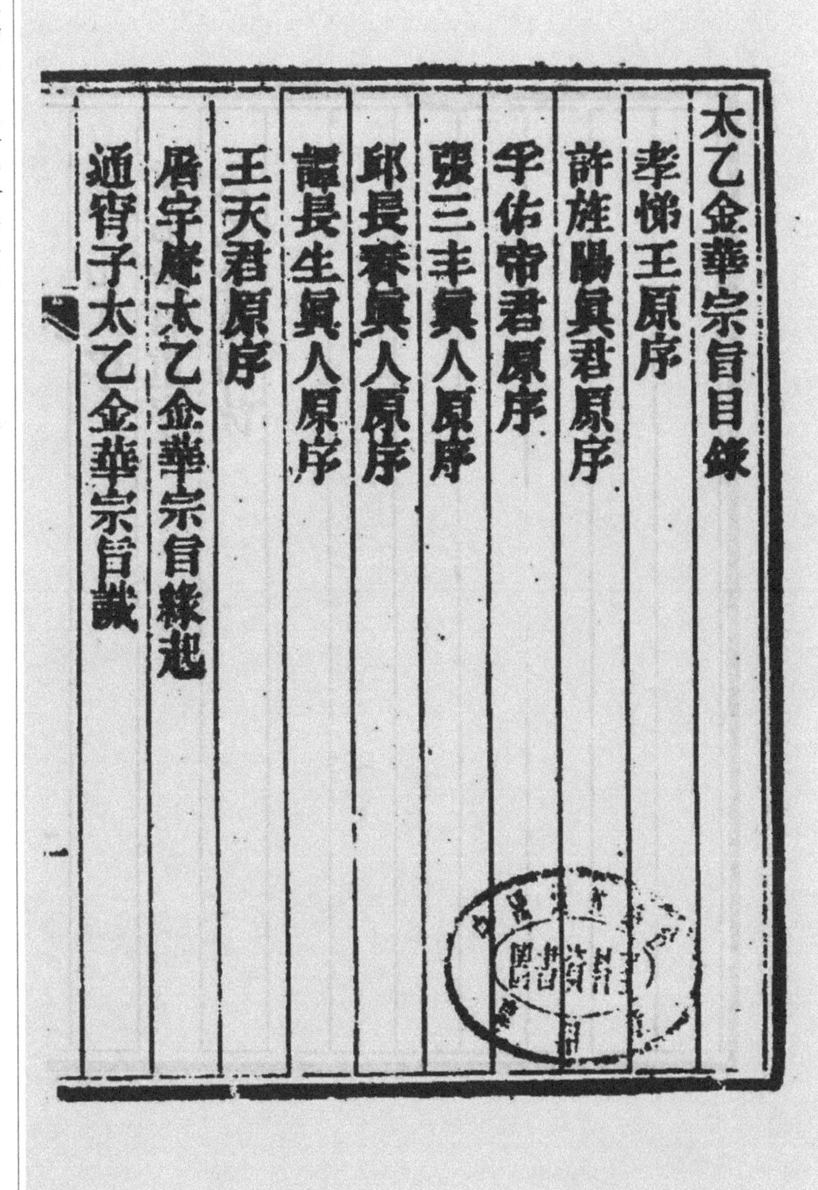

太乙金華宗旨目錄

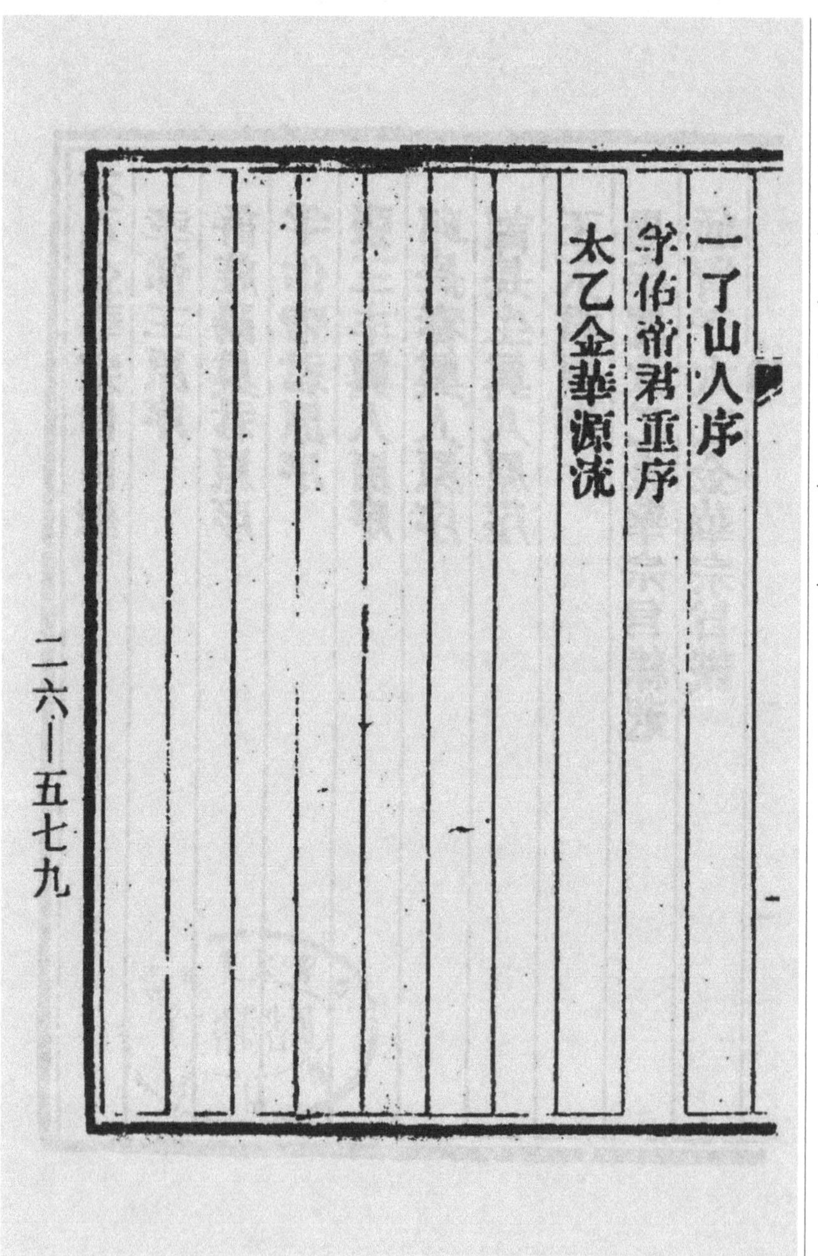

一了山人序
孚佑帝君重序
太乙金華源流

二六—五七九

孝悌王原序

昔奉綸音命上真演化五陵之內渡拔多人至戊申歲于毘陵遴選七人具聞天闕每降乩自龍精舍與諸子所談無非盡性至命之學非若世人言性者不兼言命言命者或略於言性本體上加工夫有工夫莫識本體以致失之毫釐謬以千里蓋言性直達先天言命不離冲漠性命合一體用兼賅形色合天性以爲用天性超形色以還元六根六塵皆爲形色有形有色悉本天真離六塵無見性之地舍六根無立命之基識得六塵皆是本根滴滴歸源矣見得六根

皆光明藏則處處靈通矣是故有一物不歸性者乎
竟見性之未眞有一處不周命脉難言立命之已至
至人本性命之學上達玉清下徹泉壤法身周遍大
千幽成萬物廣大悉備言性而命無不賅言命而性
無不具彼以龍虎法象煉形煉氣何爲乎是書也本
爲七眞宏願流傳萬刼有具出世福肩荷法門者虔
奉修持何患不立致九霄而飛昇紫府耶

許旌陽眞君原序

天地設立聖人成能聖人亦人也何以成能於天地蓋自日月垂象四時運行百卉蕃昌人物變化參錯不齊愚人見其自無而之有莫不執有而滯於形至人則見其自有而返於無故皆觀象而歸於化所以數往者順知來者逆順則爲人爲物爲山川崖谷爲草木禽魚爲風雨露雷爲龍蛇怪異凡事變不可名狀者不易悉數逆則爲佛爲仙爲威音爲元始爲贊化育之至聖爲知化育之至誠甚矣一順一逆之間爲人鬼異路聖凡分界本是同得之聖體而獨讓至

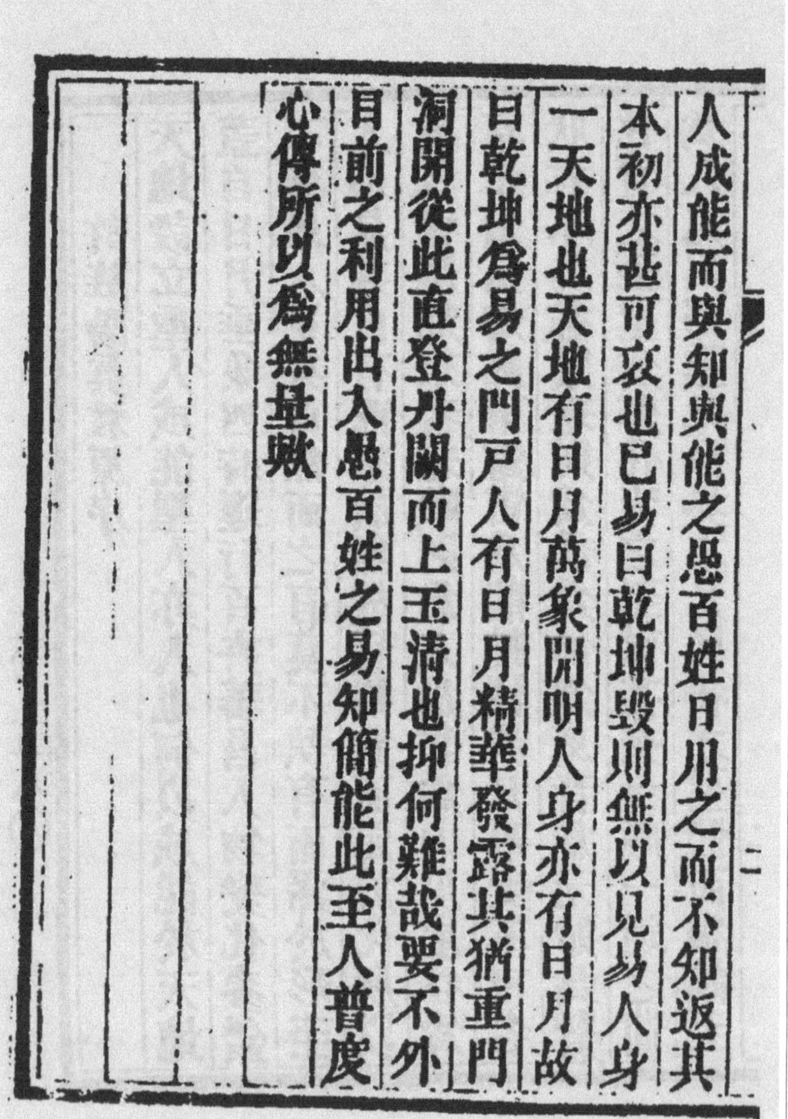

人咸能而與知與能之愚百姓日用之而不知返其本初亦甚可哀也已易曰乾坤毀則無以見易人身一天地也天地有日月萬象開明人身亦有日月故曰乾坤爲易之門戶人有日月精華發露其猶重門洞開從此直登丹闕而上玉清也抑何難哉要不外目前之利用出入愚百姓之易知簡能此至人普度心傳所以爲無量歟

孚佑帝君原序

易大傳曰神無方也無體也言神無方體則名言之而難盡矣來往不窮利用出入日用之而不知與天地合其德與日月合其明與鬼神同其變化至矣哉盛德大業言之不可終窮擬議之而無可形似璽文秘笈俱歸塵腐予之定是宗旨不落名言無從擬議其所以斡旋天地轉運陰陽者在握其寸機而已得其機則妙用在我而乾坤皆範圍之而不遺矣機者何一而已矣一不可名歸之太虛而浩浩落落一庇神行其間變化無端妙用不測吾何以名之名之曰

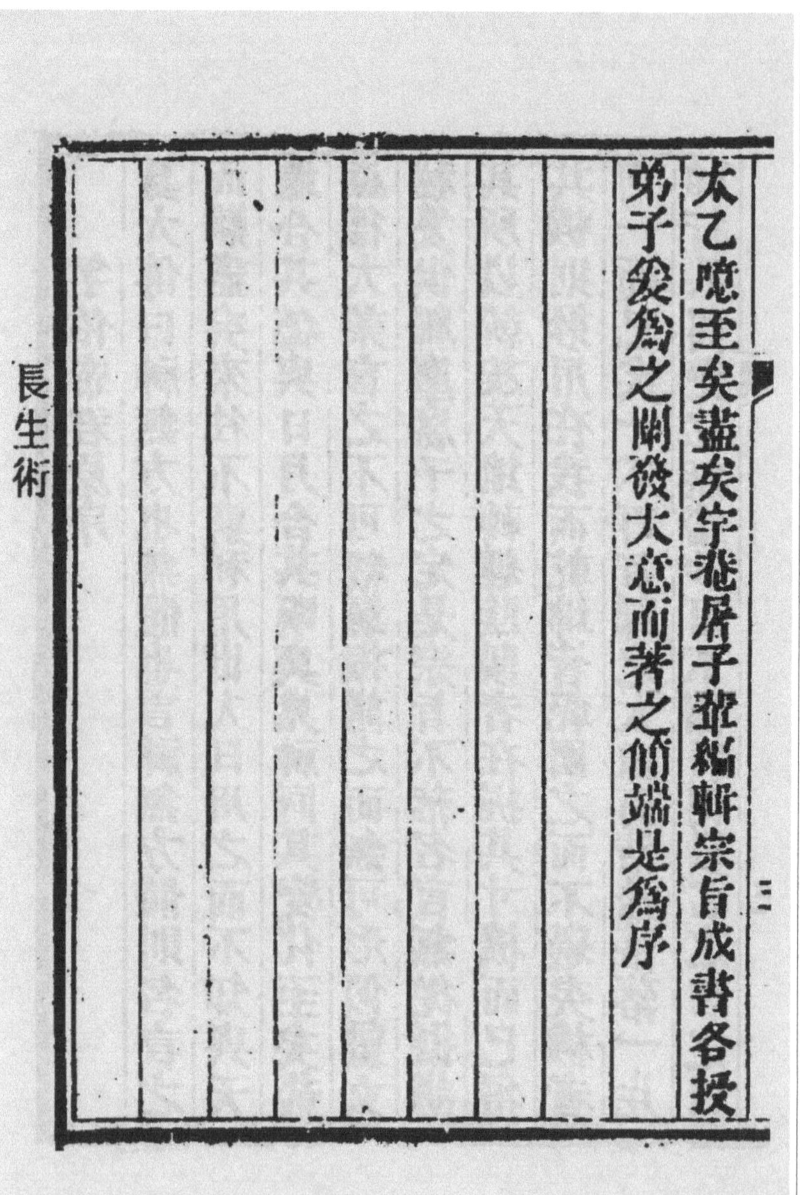

太乙噫至矣盡矣守雅屑予輩編輯宗旨成書各授
弟子傚爲之闡發大意而著之簡端是爲序

張三丰眞人原序

道也者時焉而已日月往來寒暑變遷草木生長含弘鳥獸鳴以及吾人日用動靜莫非運用一時之中變化無端時至自見斯爲天地之心不可以一名而況於他乎我來也晚陽窮於上剝換盡矣兹當一陽初復倏然而來莫窮其迹莫究其因大地陽和巳無不滑行而默運以此爲天地之轉運也而天地不得而自主以此爲日月之進退也而日月亦聽其自然鳳雲交易乎上草木萌動於下大矣哉時之爲用也是故言道者不離目前即一言一動一事一物無不可

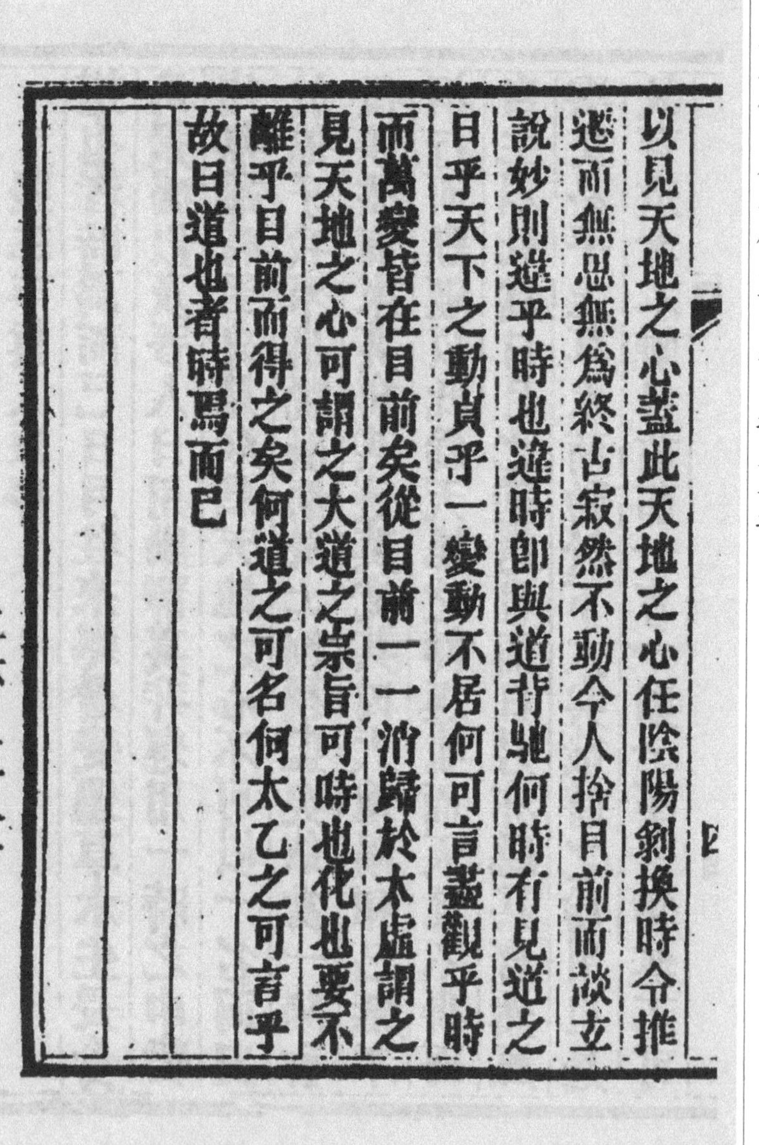

以見天地之心蓋此天地之心任陰陽剝換時令推遷而無思無為終古寂然不動今人拎目前而談玄說妙則遯乎時也遯時即與道背馳何時有見道之日乎天下之動貞乎一變動不居何可言蓋觀乎時而萬變皆在目前矣從目前一一消歸於太虛謂之見天地之心可謂之大道之宗旨可時也化也要不離乎目前而得之矣何道之可名何太乙之可言乎故曰道也者時焉而已

二六—五八一

邱長春眞人原序

昔隨侍呂祖與諸子標示宗旨如易從爻卦以前言太極也越數年許子深菴偕易菴滄菴翟又得大暢宗風如易言太極生兩儀兩儀生四象而四時行百物生天地日月山河鬼神同體合德無時無處而非宗旨之大全今何時乎大地冰堅草木黃落龍蛇蟄藏風日冥濛將以爲萬物退藏而歸於寧闕乎乃朔風何自而來凍雲何自而起霜清月落曉日迎暄鶴羽翩躚來尋法侶提起舊時公案一一如在目前往日舊遊又成故迹則當此立冬亦任草木之凋殘風

霜之變易而已何容心哉其聚其散孰往孰來聚而來其猶朔風憑虛而忽至散而往其若凍雲飄然而西馳聚者不可以爲常散者豈終就於滅物情變化來往無端則自五行四時而太極而歸於無極也萬古一時幾瞬一刻有此一刻之燭光月影霜花草露則爲宗旨之現前爲宗風之大暢爲作序之大成捨此而言五行四時太極無極恐未免失之千里矣

譚長生眞人原序

聖眞無日不在世度人究竟何曾度得一人亦世人能自度耳若世人與聖眞性量有增減分毫便是度不去聖祖初發願度衆生已要度盡百千萬億劫無量衆生度此七人非七人也即七如來毘盧遮那無量法身也諸子不離凡夫地何以即與古佛同爲子輩原無信不及所以聖祖當下即度得去若有一毫信不及千生難免輪迴也自古聖賢千言萬語無非要人識得性光通天徹地古今聖凡一齊透過無少等待無不完成所謂盡性者盡此所謂至命者至此

二六—五八二

採藥者採此修證者修證此而已此宗旨所以爲萬法歸宗至爲法旨任爾爲仙佛爲天人爲山河爲六道爲鬼怪爲比蟲草木無不承受法旨敀命大宗術有十分信得及者不難當下卽與度去有一毫信不及饒他千生萬劫永墮迷途向立嚴誓七人外不得妄傳豈聖祖普度之公心只慮世人障蔽甚深罪業煩重不能聞法信心而反生疑謗是益其罪也究竟聖祖度人之宏願與學人謹凜之畏心原無二無別知此不獨仰體祖訓先聖後聖殊途而一致矣

王天君原序

普承受法旨護持道教千百年於此矣不惟淑下賢嗣潛修默證呼吸感通即愚夫愚婦有能發一念向道眞切者無不敬禮而左右維持之此固發願之初心如是亦一體感召虛空上下自無隔礙本來如是列祖諸眞法身徧滿大千心心相印法法歸宗往古來今超凡入聖者不離自本自根當下一齊正覺何果何因何修何證普也披誠宣力追隨恐後亦如風霆雷露隨時應化於殺藏之中栽培傾覆一任萬類各正性命而已而造物者無心也自七賢之繳受宗

旨斯地遂爲選佛道場十方三世一時會集百靈呵
護日月開明有情無情盡成法侶上天下地悉與證
盟道祖設敎以來從未有若此廣大悉備易簡直截
如宗旨之盡洩玄機者是日受命登證盟誓警敬辭
曰無庸有此證也以七人得遇聖眞傳示無上妙道
卽儻夫螻螘牧豎樵童畸弃轉法之上器甚至虎麟
蛟蠶龍蛇異類亦無不在此證盟之內七人何藉於
予余余又何必爲七人證呂祖再三申命曰天不愛
道傳示七人將由此七人化度無量倘有誹謗法門
詆毀賢聖惟爾護法呵譴而默相之法子有不儆慎

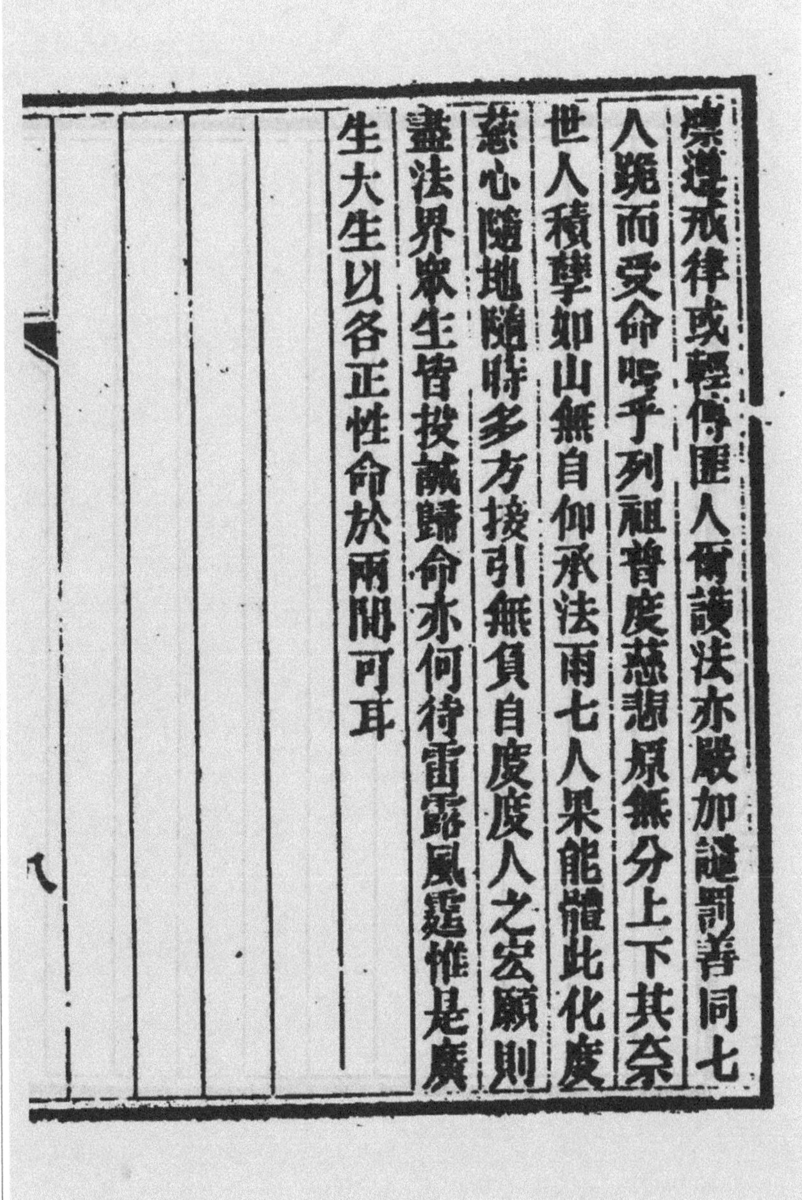

凜遵戒律或輕傳匪人爾護法亦嚴加譴罰善同七人跪而受命嗚乎列祖普度慈悲原無分上下其奈世人積孽如山無自仰承法雨七人果能體此化度慈心隨地隨時多方接引無負自度度人之宏願則盡法界衆生皆拔鹹歸命亦何待雷露風霆惟是廣生大生以各正性命於兩間可耳

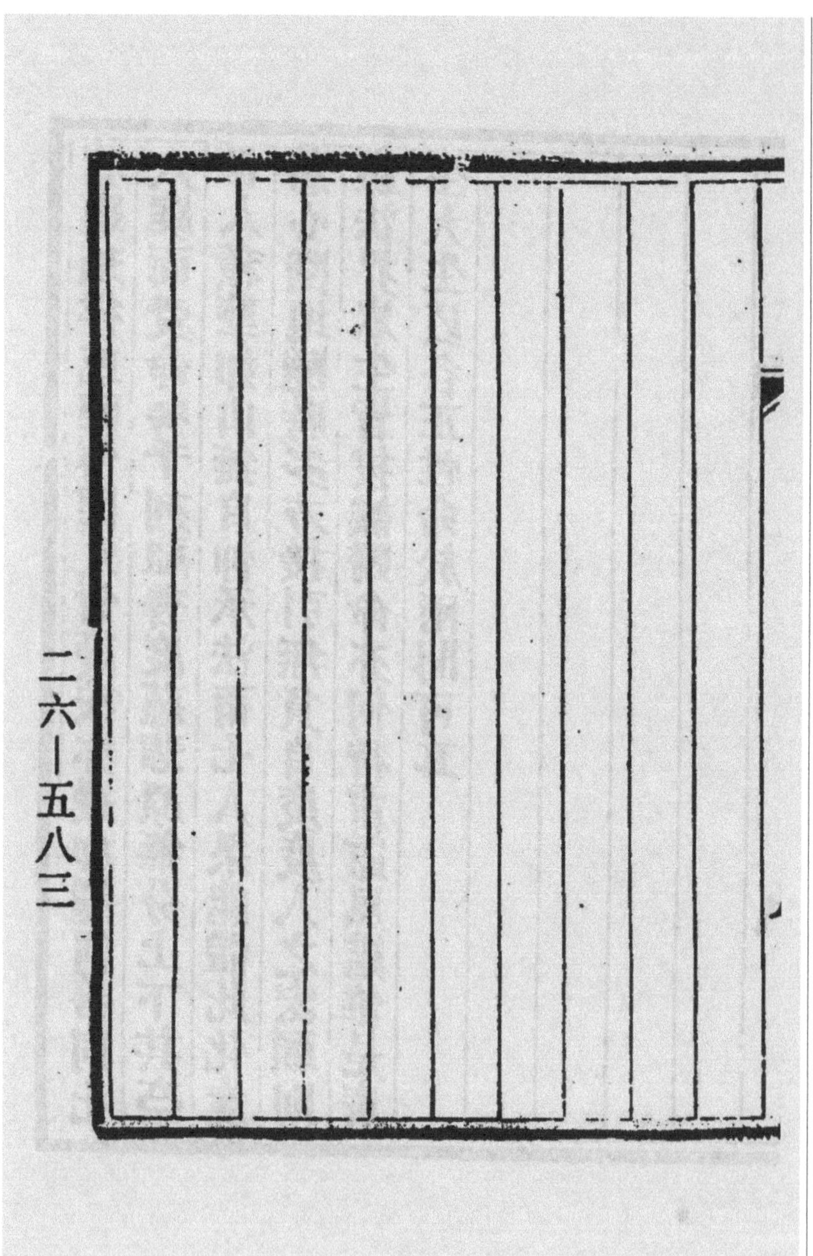

二六一五八三

屠宇菴題太乙金華宗旨緣起曰憶昔余小子元奉教於易菴先生之門先生授以淨明忠孝錄一冊曰此旌陽眞君四字天經眞君從諶母受斗中孝悌王之傳以儒證道以道振儒化度弟子多儒流惇敘人倫服勤官政志節卓然間出而斬除妖魅拯救生靈無非本性地之光明爲濟世之勳業卽錄所謂淨明道法忠孝雷霆者也小子敬奉而讀之他日呂祖命易菴先生以下七人傳示宗旨其鑒證者王天君也是日萬緣萃止八樂淨空七人拜而受教直接斗中

孝悌王之真傳即太乙金華宗旨也其初授也不落言詮絕無文字直指羲皇畫前之易根於無妙於有自一本而萬殊由萬殊而一本亘古亘今貞恆不變者其金華之謂乎其後發揮宗旨動靜無端陰陽無始其流行於日用則六位時成即今目影輝窗拈毫呵凍凝神定慮敬述緣起無非由朝乾夕惕之本懷爲或潛或見之面目盛德大業不離現前即現前爲本體即本體是工夫神矣哉真金華遞傳之嫡血也迄今歷二十餘年孝悌王又重提舊時宗旨元即授

同學張子爽菴訂輯書成復蒙列祖各序簡端命元述緣起一大事因緣時節豈偶然哉元等以七人受教於祖今派下諸同學又適符七人之數益信道緣之不可思議也自今以往傳示無窮化度無量即邵子所謂我不得而知之即聖人亦不得而知之者耶金華嗣派弟子屠乾元敬題

通宵子太乙金華宗旨讖曰陰符三百字道德五千言何嘗有一語在色身講論乃後世言長生之術者無不錯認乾坤坎離諸名色着相求之又孰有爲屬命無爲屬性之說配合身心身爲外丹心爲內丹是將性命看成兩橛矣金華宗旨即旌陽眞君所謂四字天經又所謂淨明道法忠孝雷霆也源流載之悉詳此教外別傳之旨言性而命在其中言命而性在其中斗中孝悌王序云離六塵無見性之地舍六根無立命之基知六塵皆是根本則滴滴歸源知六根

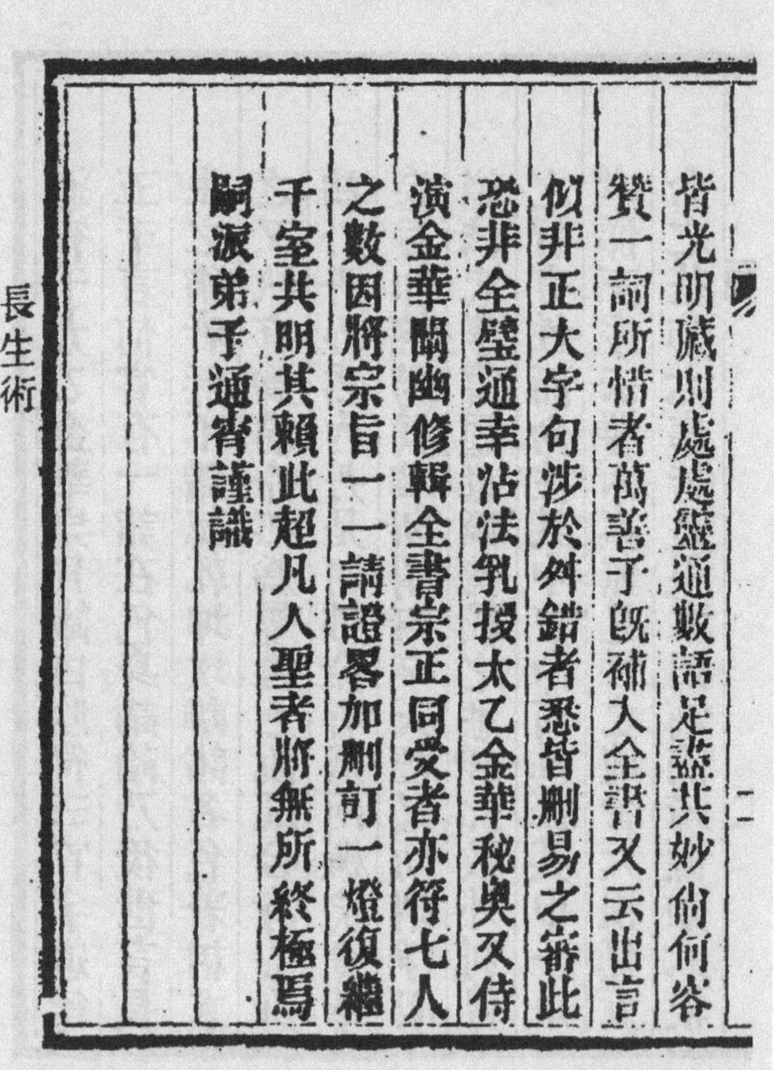

皆光明藏則處處靈通數語足盡其妙倘何咎
贊一詞所惜者萬善子既補入全書又云出言
似非正大字句涉於外錯者悉皆刪易之竊此
恐非全璧通幸沾法乳授太乙金華秘奥又侍
演金華闡幽修輯全書宗正同受者亦符七人
之數因將宗旨一一請證畧加刪訂一燈復繼
千室共明其賴此超凡入聖者將無所終極焉
嗣派弟子通宥謹識

二

長生術

一了山人序

太乙金華宗旨一書乃
純陽祖師憫念世人不明先天大道宗傳奧旨因將金丹要訣秘密天機盡行露洩其中玄妙法則和盤托出瞭如指掌非具此大慈心大願力未敢輕示人間也蜀都周維新先生三教通才心切濟世業將此書於關東刊刻流佈丁亥夏航海攜是編以授余焚香展讀洵屬嫏嬛福地所未見者不勝欣幸如獲至寶擬刊印以廣其傳而未果茲乃商諸同志付之手民希世之珍不

容終秘仰托

祖師度盡世人之洪願闡發玄宗修真要旨以期有

緣者得讀

聖訓視爲金繩覺路詢訪高人指明丹訣参悟真傳

切實工夫自能修性了命返本還原俾人人共

出迷津得登道岸依法修煉超證極樂仙鄉方

不負

祖師著書度世之苦心也已是敍

光緒甲午中秋節一了山人拜撰

二六—五八五

孚佑帝君重序

近世談玄理者大半擇焉不精語焉不詳皆不足爲道家法也天本空空故歷萬刦而不滅地原博大故載萬物而不隕要之不外空空博大者近是儒教有誠僞之分道家行內外之功誠則非虛無僞則近空談其中判然若揭至于道家求道之方千端萬緒要皆不離于內聖外王之兩途何以謂之內卽渺渺冥冥聚我之精運我之形勿勞爾聽勿淆爾聲充我之精固我之形空空爾聽渺渺爾聲求一定之眞我去污濁之非我是是非非無人無我近乎道矣何以謂

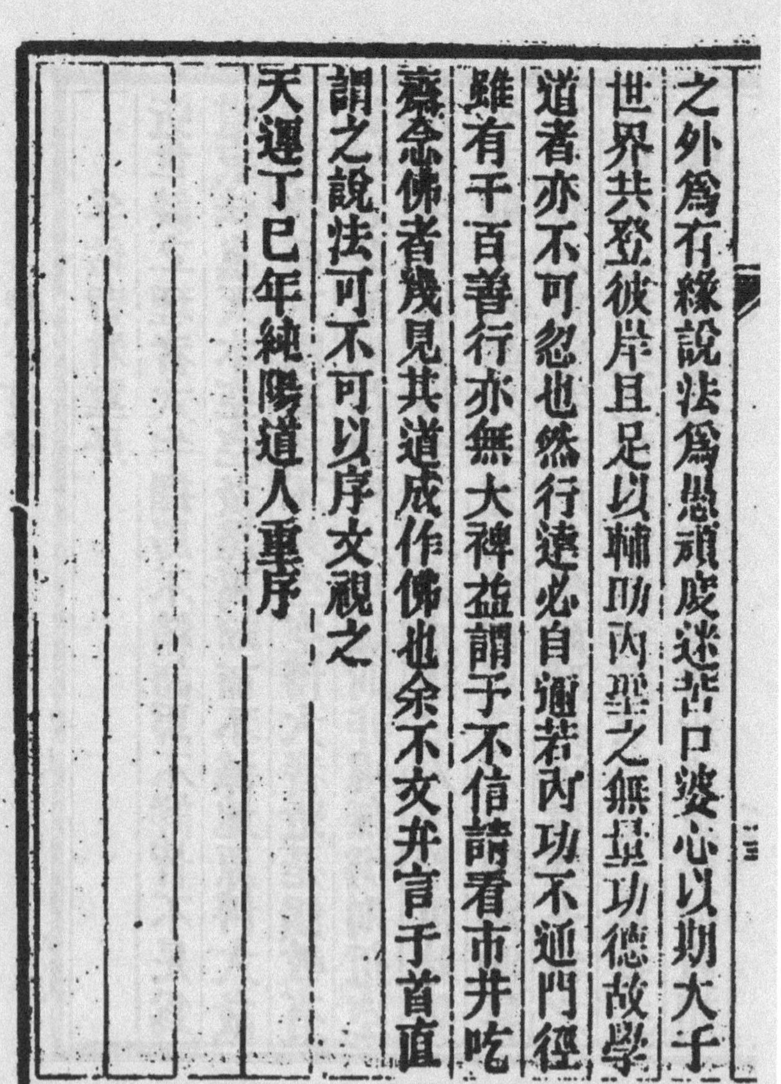
之外爲有緣說法爲愚頑廢迷哲曰婆心以期大千世界共登彼岸且足以輔助內聖之無量功德故學道者亦不可忽也然行遠必自邇若內功不通門徑雖有千百善行亦無大裨益謂予不信請看市井吃齋念佛者幾見其道成作佛也余不文并言于首直謂之說法可不可以序文視之

天運丁巳年純陽道人重序

開宗闡教眞人日吾承旌陽眞君純陽聖祖保奏於天帝新任此職闡揚道法教育正人特傳宗旨爲大道津梁各宜一力擔當實心肩荷毋甘自棄

太乙金華源流

源是上溯源以茅君爲第一代茅君十傳而浸失其眞晉初蘭公得之斗中孝悌王而傳諶母諶母傳許祖許祖傳十大弟子再七代有玉眞中黄兩先生繼之繼又失傳至康熙戊申呂祖傳授宗旨改名太乙金華其時受法弟子潘易菴屠宇菴莊惺菴誠菴周埜鶴劉度菴許深菴

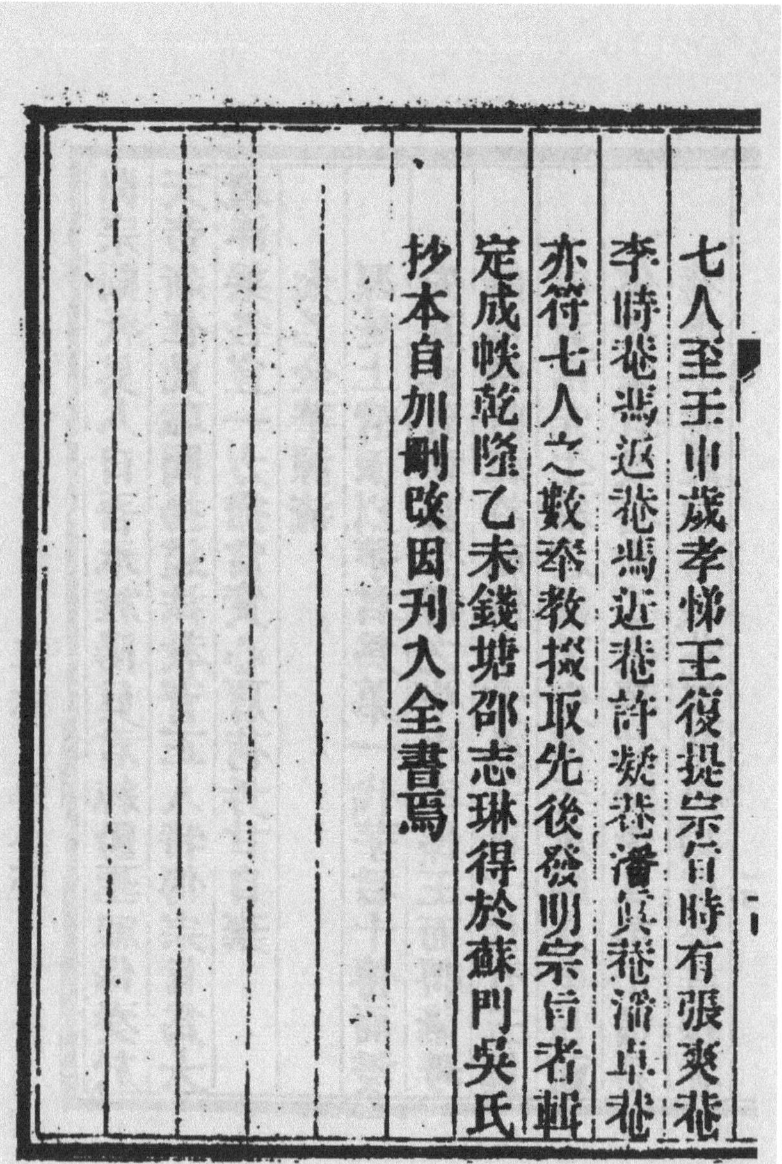

七人至壬申歲孝悌王復提宗旨時有張爽菴
李時菴馮逅菴馮逅菴許凝菴潘真菴潘卓菴
亦符七人之數犇教擬取先後發明宗旨者輯
定成帙乾隆乙未錢塘邵志琳得於蘇門吳氏
抄本自加删改因刋入全書焉

太乙金華宗旨

孚佑帝君著

天心第一

呂祖曰自然曰道道無名相一性而已一元神而已性命不可見寄之天光天光不可見寄之兩目古來仙眞口口相傳傳一得一自太上見化東華遞傳某以及南北兩宗全眞可爲極盛盛者盛其徒衆衰者衰於心傳以至今日濫泛極矣淩替極矣極則返故蒙淨明許祖垂慈普度特立教外別傳之旨接引上根聞者千劫難逢受者一時法會皆當仰體許祖苦

心必於人倫日用間立定脚根方可修眞悟性我今叨爲度師先以太乙金華宗旨發明然後細爲開說太乙者無上之謂丹訣總假有爲而臻無爲非一超直入之旨所傳宗旨直提性功不落第二法門所以爲妙金華即光也光是何色取象於金華亦秘一光字在內是先天太乙之眞炁同叙水鄕鉛只一味者此也夫天一生水即太乙之眞炁人得一則生失一則死然人仗氣而生人不見炁魚仗水而活魚不見水人無氣則死魚無水則亡故仙師敎人抱元守一者即回光守中守此眞氣則可以延年也然後用法煆煉則造成不死之軀矣回光之功全用逆法注想天心天心居日月中黃庭經云寸田尺宅可治生尺宅面也面上

寸田非天心而何方寸中具有鬱羅蕭臺之勝玉京丹闕之奇乃至虛至靈之神所住儒曰虛中釋曰靈臺道曰祖土曰黃庭曰玄關曰先天竅蓋天心猶宅舍一般光乃主人翁也故一回光周身之氣皆上朝如聖王定都立極執玉帛者萬國又如主人精明奴婢自然奉命各司其事諸子只去回光便是無上妙諦光易動而難定回之既久此光凝結即是自然法身而凝神於九霄之上矣心印經所謂默朝飛昇者此也

宗旨行去別無求進之法只在純想於此楞嚴經云

二

純想即飛必生天大上天非蒼蒼之天即生身於乾宮是也久之自然身外有身
金華即金丹神明變化各師於心此中妙訣雖不差毫末然而甚活全要聰明又須沉靜非極聰明人行不得非極沉靜人守不得
此章全旨首述大道之根源夫天心者即大道之根苗也人能靜極則天心自現情動順出而生人爲元性也此性自父母未生此身受孕之時即寓於真竅自㘞的一聲落生之後則性命分爲二矣由此而往非靜極性命不復相見故

二六一五八七

太極圖曰太乙含眞炁精神魂魄意靜極見天心自然神明至原此性雖居於眞竅而光華寄於二目故祖師教人回光以求眞性夫眞性卽元神元神卽性命究其實卽元炁也而大道卽此物矣祖師復恐人不知至道之精微由有爲而至於無爲故又曰丹訣總假有爲而臻無爲蓋有爲者卽始而回光返照以求天機發現繼而產生眞種用法煆煉造成金丹然後過關結胎行溫養沐浴之功造入無爲之境一年火候滿足方可移胎脫殼超凡入聖矣但此法至簡

至易然而此中千變萬化故曰非一超直入之旨也欲求長生者奚可不覓此元性發源之處哉

湛然懿真子謹註

元神識神第二

呂祖曰天地視人如蜉蝣蜉蝣水虫也朝生而暮死大道視天地亦泡影惟元神真性則超元會而上之按一萬八百年爲一會世所謂天開於子會而閉於亥會略言之十二會爲一元卽十二萬九千六百年天地當合閉也此言惟煉成真性能超出天地輪迴之外其精氣則隨天地而敗壞矣然有元神在卽無極也生天生地皆由此矣學人但能守護元神則超生在陰陽之外不在三界之中此爲見性

三

二六一五八八

方可所謂本來面目也凡人投胎時元神居方寸而識神則居下心下面血肉心形如大桃有肺以覆翼之肝佐之大小腸承之假如一日不食心上便大不自在以至聞驚而跳聞怒而悶見死亡則悲見美色則眩頭上天心何嘗微微些動也問天心不能動乎方寸中之眞意如何能動到動時便不妙然亦最妙凡人死時方動此爲不妙最妙者光已凝結爲法身漸漸靈通欲動矣此千古不傳之秘也

下識心如強藩悍將欺天君闇弱便遙執紀綱久之太阿倒置矣今凝守元宮如英明之主在上二目回

光如左右大臣盡心輔弼內政既肅自然一切奸雄
無不倒戈乞命矣
丹道以精水神火意土三者爲無上之訣精水云何
乃先天眞一之炁神火即光也意土即中宮天心也
以神火爲用意土爲體精水爲基凡人以意生身身
不止七尺者爲身也蓋身中有魄焉魄附識而用識
依魄而生魄陰也識之體也識不斷則生生世世魄
之變形易質無已也惟有魂神之所藏也魂晝寓於
目夜舍於肝寓目而視舍肝而夢夢者神遊也九天
九地剎那歷遍覺則冥冥焉淵淵焉拘於形也即拘

於魄也故囘光所以鍊魂卽所以保神卽所以制魄卽所以斷識古人出世法鍊盡陰滓以返純乾不過消魄全魂耳囘光者消陰制魄之訣也雖無返乾之功止有囘光之訣光卽乾也囘之卽返之也只守此法自然精水充足神火發生意土凝定而聖胎可結矣蜣螂轉丸而丸中生白神注之純功也糞丸中尙可生胎離殼而吾天心休息處注神於此安得不生身乎

一靈眞性旣落乾宮便分魂魄魂在天心陽也輕淸之炁也此自太虛得來與元始同形魄陰也沉濁之

氣也附於有形之凡心魂好生魄望死一切好色動氣皆魄之所爲卽識神也死後享血食活則大苦陰返陰也物以類聚也學人鍊盡陰魄卽爲純陽也

此章大義詳述元神識神爲主宰人身氣化之權柄祖師曰人生如蜉蝣惟元神眞性能超出天地輪廻刼運之外夫眞性者出於無極稟太極之元炁而成受天地之性爲識神得父母之性爲元神而元神無識無知能主生身之造化識神最顯最靈能應變無停爲人心之主宰在身則爲魂出身則爲鬼唯元神隨身之有無從

受胎以得其身凝於無極之中自囫的一聲落生之時這識神趁此吸氣隨吸而進以爲投胎之舍而居於人心從此以心爲主而元神失位識神當權然元神喜靜識神好動動則不離情慾晝夜竭耗元精道至將元神之炁耗盡而識神捨亮而出平素爲善者臨危神氣清明由上竅口鼻而出所謂氣之清輕而上浮者昇天爲五通之陰神陰仙然元神既被識神所使生平因貪嗔嗜慾而造諸惡業致使臨危神氣昏迷則識神由下竅肛門隨氣而出所謂神氣昏濁

而下凝者墮於地府爲鬼此時不但元神喪失而眞性之靈慧亦因之減少故祖師謂之到動時便不妙者此也今欲保存元神非先制伏識神不可然制伏之法須由回光入手當回光之時使身心兩忘心死神活神活則炁息運轉無不玄妙此祖師所謂最妙者也然後使神潛於腹中炁於神交則神與炁和合凝集是爲下手之法久之命宮元神化成眞炁斯時用河車轉運之法煉之而成金丹是爲轉手之法金丹旣成聖胎可結宜行溫養道胎之功是爲了手之

法候嬰兒系體既全再用出胎還虛之功是為撒手之法此為千古以來大道次第長生不死成仙作聖之匙法非空說也然工夫至此則群陰剝盡體變純陽變識神為元神方可稱為變化無窮跳出輪廻六通之金仙聊若不用此法修煉何人能逃出生死之途也　湛然慧真子謹註

回光守中第三

呂祖曰回光之名何昉乎昉之自文始真人也（關尹子）回光則天地陰陽之氣無不凝所謂精思者此也純

炁者此也純想者此也初行此訣乃有中似無久之
功成身外有身乃無中似有百日專功光纔眞方爲
神火百日後光中自然一點眞陽忽生黍珠如夫婦
交合有胎便當靜以待之光之回即火候也
夫元牝之中有陽光爲主宰有形者爲日在人爲目
走漏神識莫此甚順也故金華之道全用逆法人心屬火而火之光華上通二目眼觀爲物謂之順觀今使之閉目反觀內視祖竅則謂之逆法腎氣屬水情動下流順生男女若機發時不令其順出則煎熬而使之上昇乾鼎滋養身心亦謂之逆法故曰金丹之道全用逆法回光者非回一身之精華直回造化之眞炁非
止一時之妄念直空千劫之輪迴故一息當一年人

間時刻也一息當百年九途長夜也凡人自囫㘞墜音的一聲之後逐境順生至老未嘗逆視陽氣衰滅便是九幽之界故楞嚴經云純想即飛純情即墮學人想少情多沉淪下道惟諦觀息靜便成正覺用逆法也陰符經云機在目黃帝素問云人身精華皆上注於空竅是也得此一節長生者在茲超昇者亦在茲矣此是貫徹三教工夫

光不在身中亦不在身外山河大地日月照臨無非此光故不獨在身中聰明智慧一切運轉亦無非此光所以亦不在身外天地之光華布滿大千一身之

光華亦自漫天蓋地所以一回光天地山河一切皆回矣人之精華上注於目此人身之大關鍵也子輩思之一日不靜坐此光流轉何所底止若一刻能靜坐萬劫千生從此了徹萬法歸於靜眞不可思議此妙諦也（由此以下係初學入手之必要學者不可不知）然工夫下手由淺入深由粗入細總以不間斷爲妙工夫始終則一但其間冷暖自知要歸於天空海闊萬法如如方爲得手聖聖相傳不離反照孔云致知釋號觀心老云內觀皆此法也但反照二字人人能言不能得手未識二字之義耳反者自知覺之心反乎形神未兆之初即

吾六尺之中反求個天地未生之體今人但一二時中間靜坐反顧己私便云反照安得到頭

佛道二祖教人看鼻尖者非謂着念於鼻端也亦非謂眼觀鼻端念又注中黃也眼之所至心亦至焉何能一上而一下也又何能忽上而忽下也此皆誤指而為月畢竟如何曰鼻端二字最妙只是借鼻以為眼之準耳初不在鼻上蓋以大開眼則視遠而不見鼻矣太閉眼則眼合亦不見鼻矣大開失之外走易於散亂太閉失之內馳易於昏沉惟垂簾得中恰好望見鼻端故取以為準只是垂簾恰好任彼光自然

透入不勞你注射與不注射
看鼻端只於最初入靜處舉眼一觀定個準則便放
下如泥水匠人用線一般彼自起手一掛便依了做
上去不只管把線看也
正觀是佛法原不秘的祖師恐世人誤認止觀是佛佛不傳之秘點故首先道破正觀是佛法原不秘的不過爲初學入門之階耳以兩目諦觀鼻端正身安
坐繫心緣中道言中黃佛言緣中其實一也不必意頭中但於兩目
中間齊平處繫念便了學者注意宜從此處下手光是活潑潑的
東西繫念於兩目中間光自然透入不必着意於中
宮也此數語已括盡要旨其餘入靜出靜前後以下

止觀書印證可也

緣中二字極妙中無不在遍大千皆在裏許聊指造化之機緣此入門耳緣者緣此爲端倪非有定著也此二字之義活甚妙甚

止觀二字原離不得卽定慧也以後凡念起時不要仍舊兀坐當究此念在何處從何起從何滅反覆推窮了不可得卽見此念起處也不要又討過起處覓心了不可得吾與汝安心竟此是正觀反此者名爲邪觀如是不可得已卽仍舊綿綿去止而繼之以觀觀而繼之以止是定慧雙修此爲回光回者止也光

者觀也止而不觀名爲有囘而無光觀而不止名爲有光而無囘誌之

此章大義言囘光宜守中爲要蓋前章既云人身至寶以元神爲主因被識神所使致元神日夜耗散耗盡則身亡今擬制伏識神保存元神之法非先由囘光入手不可譬如欲造華屋先尋美基基址既定然後倒槽走夯深固墻脚布定柱磉若不由此立基屋宇豈能成立養生之法亦復如是蓋囘光即如造屋之立基也基址既立豈可不迅速營造以神火守於中黄即營

二六一五九一

逵之門也故祖師特將養生入門之法指明教人以兩目諦觀鼻端垂簾內顧正身安坐繫心緣中夫繫念於兩目中間原爲使光透入然後凝神入於緣中緣中卽下丹田炁竅也祖師秘語曰初下功之時處於靜室坐則身如槁木心似寒灰以兩目垂簾內顧澄心滌慮絕慾保精每日跏趺大坐合眼光凝耳韻緘舌氣卽舌舐上腭調鼻息意止玄關苟不先調息則恐有閉塞喘急之患方合眼時當齊觀鼻梁間一所其所去眼光相交處略下無半寸許卽鼻梁直上

按之有小骨處此乃起初收拾念頭耳調息身心安和眼光須寂然長照毋使昏散眼不外視垂簾內照照在此處口不談笑閉兌內息息在此處鼻不聞香聞在此處耳不外聽聽在此處一心內守守在此處意不外馳真念自住念住則精住精住則氣住氣住則神住神住即念念即心心即火火即藥於此觀照內景氤氳闔闢其妙無窮然非調息工夫未有能深造其妙者也倘學者起初若不緊念於兩目中間閉目時不俟心氣適和直觀烝聚則恐因氣息喘急而生

侶息蓋緣身心未忘氣浮息燥强制之故耳如若只繫念於兩目不發神於緣中則為升堂未入於室必至神火不生而氣冷與種難以發現故祖師復恐人用功時只知意住鼻端而不卽緊念於黍米乃以泥水匠人用綫之法喻之蓋泥水匠人用綫不過看其物之歪正以綫而定準則定準之後方可下手在物上動作並非在綫上作用也明矣以此則知緊念於兩目中間正如匠人用綫之義也祖師反復指示者恐人不明其義也夫旣曉以下手之法又患學者工

夫間斷故又曰百日專功光纔眞方爲神火工夫行之旣純則百日後光中一點眞陽自然發現也學者宜悉心審察焉　洪然甚眞子謹註

回光調息第四

呂祖曰宗旨只要純心行去不求驗而驗自至大約初機病痛昏沉散亂二種盡之卻此有機竅無過寄心於息息者自心也自心爲息心一動而卽有氣氣本心之化也吾人念至速霎頃一妄念卽一呼吸應之故內呼吸與外呼吸如聲響之相隨一日有幾萬息卽有幾萬妄念神明漏盡如木槁灰死矣然則欲

無念乎不能無念也欲無息乎不能無息也莫若即其病而爲藥則心息相依是已故回光兼之以調息此法全用耳光一是目光一是耳光目光者外日月交光也耳光者內日月交精也然精即光之凝定處同出而異名也故聰明總一靈光而已坐時用目垂簾後定個準則便放下然竟放下又恐不能即存心於聽息息之出入不可使耳聞聽惟聽其無聲也一有聲便粗浮而不入細即耐心輕輕微微些愈放愈微愈微愈靜久之忽然微者遽斷此則眞息現前而心體可識矣蓋心細則息細心一則動炁也息細則

心細炁一動則心也定心必先之以養炁者亦以心無處入手故緣炁爲之端倪所謂純炁之守也子輩不明動字動者以線索牽動言即制字之別名也即可以奔趨使之動獨不可以純靜使之寧乎此大聖人覩心炁之交而善立方便以惠後人也丹書云雞能抱卵心常聽此要訣也蓋雞之所以能生卵者以暖氣也暖氣止能溫其殼不能入其中則以心引炁入其聽也一心注焉心入則氣入得暖氣而生矣故母雞雖有時出外而常作側耳勢其神之所注未嘗少間也神之所注未嘗少間即暖氣亦晝夜無

間而神活矣神活者由其心之先死也人能死心元神活矣死心非枯槁之謂乃專一不分之謂也佛云置心一處無事不辦心易走即以炁純之炁易粗即以心細之如此而焉有不定者乎

大約昏沉散亂二病只要靜功日日無間自有大休息處若不靜坐時雖有散亂亦不自知既知散亂即是卻散亂之機也昏沉而不知與昏沉而知相去奚啻千里不知之昏沉真昏沉也知之昏沉非全昏沉也清明在是矣

散亂者神馳也昏沉者神未清也散亂易治而昏沉

雖脾之病焉有病有瘀者藥之可也昏沉則麻木不仁之症也散者可以收之亂者可以整之若昏沉則蠢蠢焉冥冥焉散亂尙有方所至昏沉全是魄用事也散亂尙有魂在至昏沉則純陰爲主矣靜坐時欲睡去便是昏沉卻昏沉只在調息息即口鼻出入之息雖非眞息而眞息之出入亦於此寄焉凡坐須要靜心純氣心何以靜用在息上息之出入惟心自知不可使耳聞不聞則細細則淸聞則氣粗粗則濁濁則昏沉而欲睡自然之理也雖然心用在息上又善要會用亦是不用之用只要微微照聽可耳此句

二六一五九三

有微義何謂照即眼光自照目惟內視而不外視不外視而惺然者即內視也非實有內視何謂聽即耳光自聽耳惟內聽而不外聽不外聽而惺然者即內聽也非實有內聽聽者聽其無聲視者視其無形目不外視耳不外聽則閉而欲內馳惟內視內聽則旣不外走又不內馳而中不昏沈矣此即日月交精交光也

昏沉欲睡即起散步神清再坐清晨有暇坐一炷香爲妙過午人事多擾易落昏沈然亦不必限定一炷香只要諸緣放下靜坐片時久久便有入頭不落昏

沉睡者

此章大義言回光之要在於調息蓋工夫進一步道理深一層學者當回光時使心息相依以防昏沉散亂之患原祖師恐初學之人坐時纔一垂簾妄念紛紜心馳難治故教人須用數息工夫繫住心意以杜神氣外馳因息從心生息之不調皆由心浮法宜先使一呼一吸微微出入不使耳聞心中默識數息若心忘其息之出入數目即是心外馳矣即提住此心使耳不専聽或是眼不顧鼻梁間亦是心外馳矣或是睡

覺至也此即爲境入昏沈即當整理精神垂簾
照鼻使口不含住牙不咬緊亦是心外馳也急
急含住咬著此爲五官聽於心而神叉須依乎
氣方是心息相依如此不過旬餘日工夫則心
息自然相戀相翕不必數而息自調矣息調則
昏沈散亂之病自稀矣　湛然慧真子謹註

回光差謬第五

呂祖曰諸子工夫漸漸純熟然枯木巖前錯落多正
要細細開示此中消息身到方知吾今則可以言矣
吾宗與禪宗不同一步有一步徵驗請先言其差別

處然後再言微驗宗旨將行之際預作方便勿多用心放教活潑潑底令氣和心適然後入靜靜時正要得機得竅不可坐在無事中裏所謂無記空也萬緣放下之中惺惺自若也又不可以意興承當凡太認眞即易有此非言不宜認眞但眞消息在若存若亡之間以有意無意得之可也惺惺不昧之中放下自若也又不可墮於蘊界所謂蘊界者乃五陰魔用事如一般大定而槁木死灰之意多大地陽春之意少此則落於陰界其氣冷其息沈且有許多寒衰景象久之便墮木石又不可隨於萬緣如一入靜而無端

衆緒忽至欲知之不能隨之反覺順適此名主爲奴役久之落於色欲界（此即祖師所謂枯寂靜坐只知性不知命未得機竅者之弊矣）上者生天下者生貍奴中若狐仙是也彼在名山中亦自受用風月花菓琪樹瑤草三五百年受用去多至多數千歲然報盡還生諸趣中此數者皆差路也差路既知然後可求徵驗

此章大義係祖師指示學者回光的工夫差謬之宜曉然前章既示以調息之爲要此章復恐學者回光時誤入於歧途故祖師示人曰此中消息身到方知蓋調息靜極若不知和合凝集

將神入於蒸穴非墮於頑空即入於魔境此即祖師所謂枯木巖前錯落多也緣垂簾坐久或見光華彩色發現或見菩薩神聖降臨種種幻景皆非佳鄉實乃魔境又或回光靜極遍身氣見未得融和腎水不能上潮下元氣冷其息沉濁此所謂大地陽和氣少乃入於空頑之境也抑或坐久雜念叢生止之不住隨之反覺順適切不可再坐再坐反足長火與身無益即須放下徑行片時候氣和心適然後再坐坐靜總要有覺有知若得丹田氣息融和溫暖眞陽之機

蠢蠢欲動方爲得竅眞竅既得則不致墮於色欲陰魔之界矣　湛然慧眞子謹註

囘光徵驗第六

呂祖曰徵驗亦多不可以小根小器承當必思度盡衆生不可以輕心慢心承當必須請事斯語靜中緜緜無間神情悅豫如醉如浴此爲遍體陽和金華乍吐也既而萬籟俱寂皓月中天覺大地俱是光明境界此爲心體開明金華正放也既而遍體充實不畏風霜人當之興味索然者我遇之精神更旺黃金起屋白玉爲臺世間腐朽之物我以眞炁呵之立生紅

血爲乳七尺肉體無非金寳此則金華大凝也第一
段是應觀經云日落大水行樹法象日落者從混沌
立基無極也上善若水清而無瑕此即太極主宰出
震之帝也震爲木故以行樹象焉七重行樹七竅光
明也西北乾方移一位爲坎日落大水乾坎之象坎
爲子方冬至雷在地中隱隱隆隆至震而陽方出地
上矣行樹之象也餘可類推矣第二段即肇基於此
大地爲冰琉璃寳地光明漸漸凝矣所以有蓬臺而
繼之有佛也金性即現非佛而何佛者大覺金仙也
此大段徵驗耳

二六一五九五

現在徵驗可考有三一則坐去神入谷中聞人說話如隔里許一一明了而聲入皆如谷中答響未嘗不聞我則未嘗一聞此爲神在谷中隨時可以自驗一則靜中目光騰騰滿前皆白如在雲中開眼覓身無從覓覓此爲虛室生白內外通明吉祥止止也一則靜中肉身絪縕如綿如玉坐中若留不住而騰騰上浮此爲神歸頂天久之上昇可以立待此言保固光靜極使神火凝入炁竅竅中真炁發火薰蒸自然上翻乾象此時非丹成脫神上昇之期此三者皆現在可驗者也然亦是說不盡的隨人根器各現殊勝如止觀中所云善根發現是也此事如人飲水冷暖

自知須自己信得過方眞

先天一炁即在現前證驗中自討一炁若得丹亦立成此一粒眞黍珠也一粒復一粒從微而至著有時時之先天一粒是也有統體之先天一粒乃至無量是也一粒有一粒力量此要自己胆大爲第一義

此章乃祖師指示回光工夫之效果蓋工夫行之旣勤效驗自至夫回光如人飲水相似冷暖自知然工夫行之勤惰其中意味應曉原祖師恐學者工夫造入玄境之時自己疑惑不知眞僞因特將其中體驗指明以備學者考察尤恐

學者誤於旁門之旨不知正道有確實之證據抑或只知靜守枯性而不知有命竅動機之妙用故再將大道工夫由淺入深逐節証驗一一指示露泄至此慈悲至矣然証驗雖多首以靜坐中氣息綿綿無間無斷身體如醉如浴爲驗工夫至此則遍體之氣陽和因神火入于腎水二氣凝集既久則竅內水中火發命機自動即祖師所謂金華乍吐也斯時儒家謂之盡性至命然陰神靜極陽氣必動故曰冬至雷在地中乃一陽來復之謂也又或坐久妄念潛蹤神凝

炁穴則氣住神停即神入谷中之謂也谷中即炁竅也工夫行之至此則丹田暖氣融和其氣由下元漸漸上騰遍滿周身故曰肉身絪緼也斯時身心快樂真種當產即一粒黍珠發現之時也然若不由調息工夫入手何能到此佳境唯其要總在於垂簾內顧時務須放下身心使身心兩忘意不外馳真炁自住炁住則神住養神住於炁穴則氣暢身舒真種自產長生自易也炁竅在心下三寸六分之下　湛然慧真子謹註

迴光活法第七

呂祖曰迴光循循然行去不要廢棄正業古人云事來要應過物來要識破子以正念治事即光不爲物轉光即自迴此時時無相之迴光也尚可行之而況有眞正著相迴光乎

日用間能刻刻隨事返照不着一毫人我相便是隨地迴光此第一妙用清晨能遣盡諸緣靜坐一二時最妙凡應事接物只用返照法便無一刻間斷如此行之三月兩月天上諸眞必來印證矣

前章言工夫既已造入佳鄉此章正慮使學者

工夫日漸精進以期丹藥早得而祖師此時反云不要廢棄正業何哉讀者至此必疑祖師不欲學者金丹早得乎識者曰非也蓋祖師恐學者俗願未了故作是語也然工夫既已造入佳境則心如水鏡相似物來則現物去則神氣自相翕歛不爲外物所牽即祖師所謂不着一毫人我之相矣學者若能使真意常得住於炁穴則不回光而光自回矣光回則藥物自產無妨兼顧人事非若初坐工時神氣散亂若不掃除人事尋覓僻處專功煅煉以避俗務之擾必至

朝勤夕惰何時方能得其玄奧乎故曰初用工之時宜拋棄家務倘若不能亦須託人照理以便專意勤修者工夫造到玄微則不妨再行兼理正務以了俗願是謂囘光活法昔紫陽眞人有言曰修行混俗且和光圓即圓兮方即方顯微逆從人莫測教他怎能見行藏蓋囘光活法即和光混俗之義也　　湛然慧眞子謹註

逍遙訣第八

呂祖曰玉淸留下逍遙訣四字凝神入炁穴六月俄看白雪飛三更又見日輪赫水中吹起藉巽風天上

遊歸食坤德更有一句玄中玄無何有鄉是眞宅律
詩一首玄奥已該大道之要不外無爲而爲四字惟
無爲故不滯方所形象惟無爲而爲故不墮頑空死
虛作用不外一中而樞機全在二目二目者斗柄也
斡旋造化轉運陰陽其大藥則始終一水中金卽水
鄉鉛而已前言回光乃指點初機從外以制內卽輔
以得主此爲中下之士修下二關以透上一關者也
今頭緒漸明機括漸熟天不愛道直泄無上宗旨諸
子秘之秘之勉之勉之
夫回光其總名耳工夫進一層則光華盛一番回法

二六一五九七

更妙一番前者由外制內今則居中御外前者即輔相主今則奉主宣猷面目一大顛倒矣法子欲入靜先調攝身心自在安和放下萬緣一絲不掛天心正位乎中然後兩目垂簾如奉聖旨以召大臣孰敢不遵次以二目內照坎宮光華所到眞陽即出以應之離外陽而內陰乾體也一陰入內而爲主隨物生心順出流轉今回光內照不隨物生陰氣即住而光華注照則純陽也同類必親故坎陽上騰非坎陽也仍是乾陽應乾陽耳二物一遇便絪結不散絪縕活動倏來倏去倏浮倏沉自己元宮中恍若太虛無量徧

身輕妙欲騰所謂雲滿千山也次則來往無踪浮沈無辨脈住炁停此則真交媾矣所謂月涵萬水也俟其冥冥中忽然天心一動此則一陽來復活子時也此即慧命發現之時斯時不令其順出而逆之是謂添油接命成佛作祖在此下手然而此中消息要細說非師傳口訣難以了悟凡人一視一聽耳目逐物而動物去則已此之動靜全是民庶而天君反隨之役是嘗與鬼居矣今則一動一靜皆與人居天君乃真人也彼動即與之俱動動則天根靜則與之俱靜靜則月窟靜動無端亦與之為靜動無端休息上下亦與之為休息上下所謂天根月窟閒來往也天心

鎮靜動違其時則失之嫩天心已動而後動以應之則失之老天心一動卽以眞意上昇乾宮而神光視頂爲導引焉此動而應時者也天心卽昇乾頂游揚自得忽而欲寂急以眞意引入黃庭而目光視中黃神室焉學者宜參看柳華陽慧命經之法輪六候圖則可以了悟矣圖中所謂子吸進陽火進昇乾鼎午呼退陰符順降丹田丹田卽黃庭也蓋此卽佛祖所謂法輪常轉仙家非人不傳煉精返氣之秘法也悟此則可以造成不死之軀矣旣而欲寂者一念不生矣視內者忽忘其視矣爾時身心便當一場大放萬緣泯迹卽我之神室爐鼎亦不知在何所欲覓己身了不可得此爲天入地中衆妙歸根之時也卽此便是凝神入

烝穴

夫一囘光也始而散者欲斂六用不行此爲涵養本原添油接命也旣而斂者自然優游不費纖毫之力此爲安神祖竅翕聚先天也旣而影響俱滅寂然大定此爲蟄藏烝穴衆妙歸根也一節中具有三節一節中具有九節具是後日發揮今以一節中具三節言之當其涵養而初靜也翕聚亦爲涵養蟄藏亦爲涵養至後而涵養皆蟄藏矣中一層可類推不易處而處分矣此爲無形之竅千處萬處一處也不易時而時分焉此爲無候之時元會運世一刻也

凡心非靜極則不能動動動息動非本體之動也故曰感於物而動性之欲也若不感於物而動卽天之動也是知以物而動性之欲也若不以物而自動卽天之動也不以天之動對天之性性句落下說個欲字欲在有物也此爲出位之思動而有動矣一念不起則正念乃生此爲眞意寂然大定中而天機忽動非無意之動乎無爲而爲卽此意也詩首二句全括金華作用次二句是日月互體意六月卽離火也白雪飛卽離中眞陰將返乎坤也三更卽坎水也日輪卽坎中一陽將赫然而返乎乾也取坎塡離卽在中

中次二句說斗柄作用昇降金機水中非坎平日爲巽風目爲照入坎宮攝召大陽之精是也天上即乾宮遊歸食坤德即神入炁中天入地中養火也末二句是指出訣中之訣訣中之訣始終離不得所謂洗心滌慮爲沐浴也聖學以知止始以止至善終始乎無極歸乎無極佛以無住而生心爲一大藏教旨吾道以致虛二字完性命全功總之三教不過一句爲出死入生之神丹神丹爲何曰一切處無心而已吾道最秘者沐浴如此一部全功不過心空二字足以了之今一言指破省卻數十年參訪矣

子聲不明一節中具三節我以佛家空假中三觀爲喻三觀先空看一切物皆空次假雖知其空然不毀萬物仍於空中建立一切事既不毀萬物而又不著萬物此爲中觀當其修空觀時亦知萬物不可毀而又不著此兼三觀也然畢竟以看得空爲得力故修空觀則空固空假亦空中亦空修假觀是用上得力居多則假固假空亦假中亦假中道時亦作空想然不名爲空而名爲中矣亦作假觀然不名爲假而名爲中矣至於中則不必言矣吾雖有時單言離有時兼說坎究竟不曾移動一句開口提云樞機全在二

目所謂樞機者用也用卽斡旋造化非言造化止此也六根七竅悉是光明藏豈取二目而他槪不問乎用坎陽仍用離光照攝卽此便明朱子實陽師諱元育北宋法派嘗云瞎子不好修道聾子不妨與吾言暗合特表其主輔輕重耳日月原是一物其日中之暗處是眞月之精月窟不在月而在日所謂月之窟也不然自言月足矣月中之白處是眞日之光日光反在月中所謂天之根也不然自言天足矣一日一月分開止是半個合來方成一個全體如一夫一婦獨居不成室家有夫有婦方算得一家完全然而物

二六一五九九

難喻道夫婦分開不失為兩人日月分開不成全體矣知此則耳目猶是也吾謂聵子己無目聾子己無耳如此看來說甚一物說甚兩目說甚六根六根一根也說甚七竅七竅一竅也吾言只透露其相通處所以不見有兩子輩專執其隔處所以隨處換卻眼睛

此章首云玉清留下逍遙訣四字凝神入炁穴六月俄看白雪飛三更又見日輪赫水中吹起藉巽風天上遊歸食坤德更有一句玄中玄無何有鄉是真宅蓋道之玄妙由無生有因神與氣凝集既久則虛無之中生出一點真火斯時

神愈靜而火愈旺火旺之景則如六月炎暑之
象以旺火而煎坎水水氣熱極則沸點上騰似
雪飛相似即六月飛看白雪飛之義也然水因
被火薰蒸則真炁發動但陰靜而陽動正如夜
半之景故仙家謂之活子時斯時以意攝氣使
之逆升順降如日輪昇轉相似故曰三更又見
日輪赫惟運轉之法又須假呼吸吹動命門之
火方得將真炁攝歸原處故詩中謂之水中吹
起藉巽風因先天一炁既得後天呼吸吹動之
力由尾閭逆上乾頂徑乾宮下重樓順行腹內

而温養故日天上遊歸食坤德矣㝠烝既歸於虛無之所久之氣體充足身心快樂然若非由法輪運轉之功何能到得逍遥境域也蓋其要總由於凝神返照神火靜極催動虛危穴內水中火發之故即祖師所謂更有一句玄中玄無何有鄉是眞宅耶蓋篇中此義因學者工夫至此已造入玄奧之境第恐不知煆煉之法而金丹難以成就故祖師將仙佛不傳之秘點揭破原學者凝神住於烝穴之時靜極則杳冥之中由無生有即太乙之金華發現矣斯時則有識

光性光之分故曰感於物而動以之順出而生人謂之識光學者當其炁充足之時若不令其順出而逆之則謂之性光須假河車輪轉之法輪轉不已則真炁滴滴歸根而車住輪停身清氣爽矣然輪轉一次則謂之一周天即邱祖所謂之小周天也倘不俟氣足而採之則時尚嫩而藥物不結若氣充而不採則失之老而金丹難成不老不嫩用意攝取斯其時矣然斯時佛祖謂之色即是空即煉精化氣之義也學者若不明此理以之順出則氣化為精是謂空即是

色矣但凡夫以形骸交合先樂而後苦精洩則體倦而神憊非若仙佛以神氣交合先清而後爽精化則體暢而身舒矣乃世傳彭祖壽活八百入係御女以養生斯言誤矣不知實乃用神氣鍛煉之法也因丹書之比喻喻離火爲姹女以坎水喻嬰兒故擬彭祖用男女採補之法以訛傳訛誤却後生矣然仙家取坎塡離之術非眞意不能調和因眞意屬土土色黃故丹書喻爲黃芽因坎離交則金華現金色白故以白雪爲喻迺世人不明丹家隱語誤以黃白爲金石

之術豈不謬哉古德云從來此寶家家有只是愚人識不全審此則知古人實係採取自身之精氣而得長生非由吞服藥物而能延年也奈何世人捨本而求末哉丹經又曰正人行邪道邪道悉歸正此即煉精化氣之義也邪人行正道正道悉歸邪此即男女交合生男育女之謂也蓋愚夫以人身至寶恣慾放蕩不知保守精氣耗盡則身體危亡聖賢養生之法並無別方不過節慾保精積精累氣氣足則造成乾健之軀矣其與凡夫不同者因有順逆之用耳唯此

篇要義祖師反覆引證逐節指示不過欲使學者曉以添油接命之法然其要總在於二目故始終言樞機全在二目夫二目者斗柄也蓋緣天以斗柄爲中心人以眞意爲主宰故金丹之成就全仗眞意調和是以下章有百日立基之說然仍宜視學者工夫勤惰體質強弱爲標準若工勤體壯由得訣後河車運轉之日起意氣調和得法百日內卽可成丹倘體弱工惰雖百日以外大藥恐難成就然丹成則神氣濟明心空性現變識光爲性光性光常存則坎離自交

坎離交則聖胎結聖胎結非大周天之功效而何故後篇大義到周天法則爲止此書論養生之術由諦觀爲端爲入門下手之法至此爲轉手之法其了手與撒手之法盡載於後卷續命方內且是篇註解極詳勿庸僕贅述矣惟願學者互相參究不但可以了悟至道之精微而且長生之目的可達矣僕雖得師傳然未饜道味茲謬加註解第恐有豕亥之訛倘希個中君子善爲匡正俾人人一見此書即曉其長生之法方不負祖師度盡衆生之婆心矣　湛然慧眞

子謹註

百日立基第九

呂祖曰心印經云迴風混合百日功靈總之立基百日方有真光如子輩尚是目光非神火也非性光也非慧智炬燭也迴之百日則精氣自足真陽自生水中自有真火以此持行自然交媾自然結胎吾方在不識不知之天而嬰兒自成矣若略作意見便是外道百日立基非百日也一日立基非一日也一息立基非呼吸之謂也息者自心也自心爲息元神也元炁也元精也升降離合悉從心起有無虛實咸在念

中一息一生持何止百日然百日亦一息也

百日只在得力晝間得力夜中受用夜中得力晝間

受用百日立基玉旨耳上真言語無不與人身應真

師言語無不與學人應此是玄中之玄不可解者也

見性乃知所以學人必求眞師授記任性發出一一

皆驗

性光識光第十

呂祖曰回光之法原通行住坐卧只要自得機竅吾

前開示云虛室生白光非白耶但有一說初未見光

時此爲效驗者見爲光而有意著之卽落意識非性

光也子不管他有光無光只要無念生念何爲無念千休千處得何爲生念一念一生持此念乃正念與平日念不同今心爲念念者現在心也此心即光即藥凡人視物任眼一照去不及分別此爲性光如鏡之無心而照也如水之無心而鑑也少刻即爲識光以其分別也鏡有影已無鏡矣水有象已無水矣光有識尚何光哉

子輩初則性光轉念則識識起而光杳不可覓非無光也光已爲識矣黃帝曰聲動不生聲而生響即此義也楞嚴推勘入門曰不在塵不在識惟選根此則

何意塵是外物所謂器界也與吾了不相涉遂之則認物爲己物必有還迺還戶牖明還日月借他爲自終非吾有至於不汝還者非汝而誰明還日月見日月之明無還也天有無日月之時人無有無見日月之性若然則分別日月者還可與爲吾有耶不知因明暗而分別者當明暗兩忘之時分別何在故亦有還此爲內塵也惟見性無還見見之時見非是見則見性亦還矣還者還其識念流轉之見性即阿難使汝流轉心自爲咎也初入還辯見時上七者皆明其一一有還故留見性以爲阿難拄杖究竟見性既帶

八識（眼識耳識鼻識舌識身識意識傳送識阿賴耶識）非眞不遷也最後併此亦破則方爲眞見性眞不遷矣子輩回光正回其最初不遷之光故一毫識念用不着使汝流轉者惟此六根使汝成菩提者亦惟此六根而塵與識皆不用弃用根也用其根中之性耳今不墮識回光則用根中之元性落識而回光則用根中之識性毫釐之辨在此也用心卽爲識光放下乃爲性光毫釐千里不可不辨識不斷則神不生心不空則丹不結心淨則丹心空卽藥不着一物是名心淨不留一物是名心空空見爲空空猶未空空忘其空斯名眞空

坎離交姤第十一

呂祖曰凡漏泄精神動而交物者皆離也凡收轉神識靜而中涵者皆坎也七竅之外走者爲離七竅之內返者爲坎一陰主於逐色隨聲一陽主於返聞收見坎離即陰陽陰陽即性命性命即身心身心即神炁一自斂息精神不爲境緣流轉即是眞交而沉默趺坐時又無論矣

周天第十二

呂祖曰周天非以氣作主以心到爲妙訣若畢竟如何周天是助長也無心而守無意而行仰觀乎天三

百六十五度刻刻變遷而斗柄終古不動吾心亦猶是也心即璇璣炁即眾星吾身之炁四肢百體原是貫通不要十分着力於此鍛鍊識神斷除妄見然後藥生藥非有形之物乃性光也而即先天之眞炁然必於大定後方見並無採法言採者大謬矣不過假呼吸爲採補之名耳見之既久心地光明自然心空漏盡解脫塵海若今日龍虎明日水火終成妄想吾昔受火龍眞人口訣如是不知丹書所說更何如也

一日有一周天一刻有一周天坎離交處便是一周我之交即天之回轉也未能當下休歇所以有交之

時卽有不交之時凡人自有生以來被嗜欲所擾遂日心火上炎腎水下耗耆則若不靜養神氣雖以交合非至夜間睡着陰陽始得交泰然神氣交合已極則一陽復生此自然之活子時矣斯時假呼吸運轉使神氣歸根則謂之小周天矣否則若用回光之法使神凝氣歛久之氣烝自生則謂之金華乍吐依前法烹煉非靜功之小周天而何然天之迴旋也未嘗少息果能陰陽交泰大地陽和我之中宮正位萬物一時暢遂卽丹經沐浴法也非大周天而何此中火候實實有大小不同究竟無大小可別到得工夫自然不知坎離爲何物天地爲何等孰爲交孰爲一周兩周何處覓大小之別耶總之一身旋運雖見得極大亦小若一迴旋天地萬物悉與之迴旋卽在方寸處亦

二六一—六〇三

爲極大金丹火候要歸自然不自然天地自還天地萬物各歸萬物欲强之使合終不能合卽如天時亢旱陰陽不和乾坤未嘗一日不周然終見得有多少不自然處我能轉運陰陽調適自然一時雲蒸雨降草木酣適山河流暢縱有乖戾亦覺頓釋此卽大周天也

問活子時甚妙必認定正子時似着相不着相不指明正子時從何識活子時卽識得活子時確然又有正子時是二是一非正非活總要人看得眞一眞則無不正無不活矣見得不眞何者爲正何者爲活耶

即如活子時是人所時時見得的畢竟到正子時志氣清明活子時愈覺發現人未識得活的明了只向正的時候驗取但人身之活子時靜極則現則正者非專待夜間正子時纔發矣現前活者無不神妙矣

勸世歌第十三

呂祖曰吾因度世丹中熱不惜婆心幷饒舌世尊亦爲大因緣直指生死真可惜老君也患有吾身傳示谷神人不識吾今略說尋真路黃中通理載大易正位居體是玄關子午中間堪定息光囘祖竅萬神安藥產川原一氣出透幙變化有金光一輪紅日當靜

歎世人錯認坎離精搬運心腎成間隔如何人道合天心天若符兮道自合放下萬緣毫不起此是先天眞無極太虛穆穆朕兆捐性命關頭忘意識意識忘後見本眞水淸珠現玄難測無始煩障一旦空玉京降下九龍冊步雲漢兮登天闕掌雷霆兮驅霹靂凝神定息是初機退藏密地爲常寂

吾昔度張珍奴二詞皆有大道子後午前非時也坎離耳定息者息息歸根中黃也坐者心不動也夾脊者非背上輪子乃直透玉京大路也雙關者此處有難言者地雷震動山頭雨者眞氣生也黃芽出土者

樂生也小小二段已盡修行大路明此可不惑人言昔夫子與顏子登太山頂望吳門白馬顏子見爲疋練夫子急掩其目恐其太用眼力神光走落回光可不勉哉二詞附道無巧妙與你方兒一個子後午前定息坐夾脊雙關崑崙過恁時得力思量我坎離坤兌分子午須認取自家宗祖地雷震動山頭雨要洗濯黃芽出土捉得金精牢固閑煉庚甲要生龍虎待他問汝甚人傳但說道先生姓呂回光在純心行去只將真息凝照於中宮久之自然通靈達變也總是心靜爲定爲基心忘爲凝爲效爲息心空爲丹成心爲渾一爲溫養明心見性爲了道子輩各宜勉力行去錯過光陰可惜也一日不行一

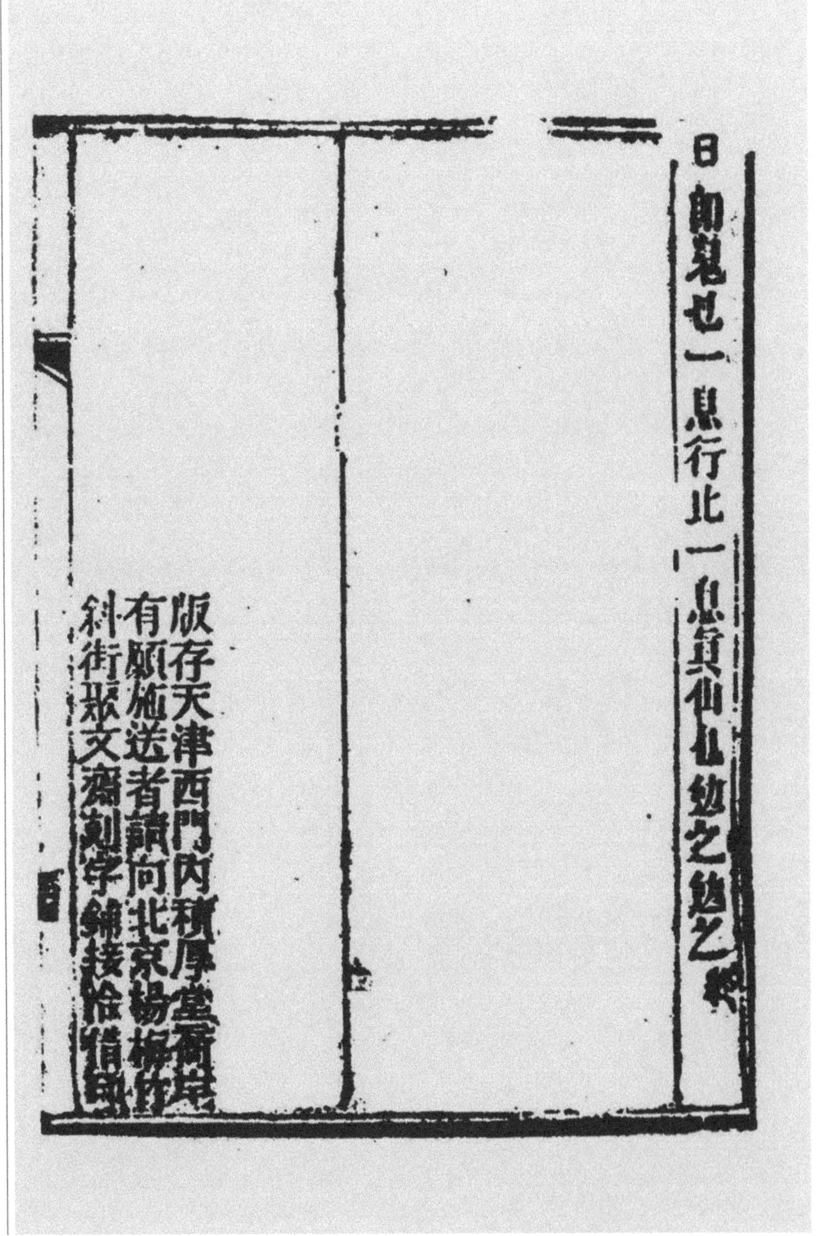

日即息也一息行此一息真仙仙始之始之妙

版存天津西門內積厚堂蔣宅
有願施送者請向北京楊梅竹
斜街聚文齋刻字鋪接洽領取

保健延壽談

黄伯樵　著

中華書局

民國三十七年版

頁伯樵著

保健延壽談

中華書局印行

代序——保健延壽談之自我介紹

作者少年時，身體強健，學習外家拳運氣等；並好作劇烈運動。惟因缺乏適當指導，致受內傷。二十五歲（民三年）時，忽患糖尿症甚重，又誤於庸醫。從此身體衰弱，不勝勞苦工作。對於嚴格忌口與營養衛生，每恃體強，似信非信，不免重口福而輕生命，故每發病必加重。三十六歲（民十四）時，經北平協和醫院眼科專家詳加檢驗，知雙目中均因糖尿病而有白內障。據云少則數年，多至十年，有失明之虞。受此重大刺激，乃痛下決心；絕對遵醫之囑，嚴格忌口，慎重飲食。每餐定性定量。維持健康至今。四十五歲（民二十三）時，右目已失明，左目祇見五分之一。因偕內子鄭仲完女士至奧國維也納，就糖尿病權威 Prof. Dr. C. von Noorden，及眼科專家 Prof. Dr. Arnold Pillat，會同診治。經過三月餘之醫院生活，始將兩目之白內障澈底除去，配上適當之眼鏡，方恢復視力。當四十四歲（民二十二）時因感覺嚴格忌口，慎重飲食，確於病體有益；當將歷年經驗，寫成此書，以告世之同病及飲食失當而致病者，使能保健進而延壽。事實已經證明。乃將原稿請公共衛生學博士黃子方校閱補充，借前京滬滬杭甬鐵路日刊按次披露，為同仁衛生之助。民三十五年，與舒新城先生談及保健延壽之道。檢出原稿，請其斧正。承中華書局為之出版。

例言

（一）關於保健延壽的方法，有不少書籍可供研討。兹爲便於一般人明瞭及採用起見，爰依據最淺近之學理，用最顯明之文字、最簡括之體裁，編成斯册。掛一漏萬，自知不免。

（二）本書內容，可分兩編。上編專論飲食衛生。下編概述一般的衛生。飲食於人體之保養，關係最切，而未爲一般人所重視，故特別提出，引起注意。

（三）本書飲食衛生部分所列諸表，多係衛生學家長時期精密試驗之結果。間有爲著者根據歷年研究所得編製而成。均足供參考採用。

（四）本問題含義極廣，答案亦極多。本書所列，不過舉其絕對及比較重要者數點。然苟能痛下決心，嚴格實行，定能使人生永康長壽，躋無上之樂境。

（五）保健與延壽之方法，係屬普遍的需要，應作普遍的宣傳。但國中文盲居多，欲期家喻戶曉，勢須賴知識分子積極鼓吹，方有效果。故本齊主旨，在先使知識階級明瞭本問題之重要及其解決方法，以便轉輾介紹。且知識階級中人，居國民領導地位，其所負使命，比較重大，對於身體健康，尤有切實注意之必要也。

（六）本書承黄子方、金寶善兩公共衛生博士切實指正修改，並誌感謝。倘更荷讀者糾其紕謬，俾再修正，尤所企幸。

保健延壽談目錄

目錄

保健延壽談

一 導言

生老病死，爲人生四大痛苦。生之痛苦，在出胎嬰兒，無識判別，姑置弗論。至於頹唐龍鍾之老，纏綿床笫之病，與夫散氣流形之死，佛經所謂諸般苦惱，固人生感覺絕大恐怖者也。然人體機能，本自有抵抗營衛之作用。養之得其宜，卽可以無病、可以緩老、可以晚死。養之不得其宜，亦卽可以多病、可以速老、可以早死。無病、緩老、晚死，人生之最大快樂也，亦人生之最大渴望也。人有無病、緩老、晚死之渴望，而不解無病、緩老、晚死之方法，轉致多病、速老、早死之結果，是亦大可哀已。

無病、緩老、晚死，在先天充實，後天營衛得宜之人，本屬可能，毫無足怪。祇以一般人對於身體，往往不知珍惜，或以不明生理作用與夫衛生方法，遂於不知不覺之中，日事戕賊，種下病根，夭亡繼之。中國人口號稱四萬萬五千萬，較各國爲多。而每歲疾病夭亡，亦較各國爲繁。年事方剛，卓卓有爲之士，齎志以終者，比比皆是。此種最不經濟，最可痛惜之現象，國人乃安之若素，寧非怪事。故特提出本問題，藉資警覺，而供參考。

無病、緩老、晚死之方法，舉其重要之一端，卽飲食定性定量是。所謂飲食定性定量，卽利用科學方法，分析飲食成分，與人體動作，按其需要，分配相當食物。不過多、不過少。亦並不此多而彼少，或此少而彼多。過少則營養不足，易得虛弱貧血等症。面黃肌瘦，是其徵象也。過多則營養過度，易得新陳代謝病或消化器病。神疲胃痛，是其徵象也。彼此多少失調，則或成肥胖，或致乾枯，亦現病象。語曰：『禍從口出，病從口入。』人類雖於飲食十分謹慎，不以含有黴菌等飲料食物納諸口腹。卽所食稍涉過多過少，或品質多少不稱，已足爲致病之源。事實具在，可舉例以明吾說之非妄。

中歐各國，在大戰以前，家給人足，生活豐裕，飲食不免過量。犯新陳代謝病及消化器病者，實繁有徒。大戰之時，糧食缺乏，除直接參戰之兵士軍官得有相當營養價值之食物外，大多數人民不得充分飲食，以致營養不足。尤以一般青年男女爲甚。故都患貧血症或肺病。大戰以後，各國當局鑒於彼時一代青年尫瘦衰弱，足以招致人種退化之惡果。乃竭力設法，使青年男女都得適度之飲食，佐以適度之運動。行之數年，成效大著。青年已失之健康，完全恢復。

以吾國近狀言，則都市人民，除生活顛倒及病者外，常多肥胖；鄉村人民除營衛得宜及健者外，常多乾枯。此緣都市生活較豐，所食偏多蛋白質與脂肪質，故易患肥胖病。鄉村生活較澁，所食偏多澱粉質，故易犯瘠瘦病，所謂面有菜色是也。（據歐美各國統計。鄉村人民因飲食不潔，普通多得胃腸病。城市人民因人煙團聚，普通多得呼吸器病，及其他直接傳染病。此處僅就吾國及僅就飲食方面言。）

由此可知飲食定性定量與個人衞生，關係至爲密切。余夙患糖尿之症，二十年來，歷經中外名醫診治，未能就痊。最近宿疾之外，又加新病。毅然採用飲食定性定量治療法，時僅數月，功效大見。深覺此種合理的飲食方法，不惟可以療病，平常人如能率循無違，即能達到保健延壽之目的。其理由甚明顯，方法亦簡單。不敢自私，樂爲介紹於當世。

二 飲食之作用

今當先論飲食之作用。人體非造糞機器也。飲料食物非造糞材料也。質言之，人類爲維持生命，故不得不飲食。（僅就飲食論，其作用固不僅爲維持生命。在孩童時代，飲食之一大部份乃爲助其長大之用。）換言之，爲營養身體各部，維持其機能，使之任相當工作，故不得不飲食。然則飲食之量，祇求恰能營養身體各部，維持其機能，卽當滿足。固不可少，亦不必多。至人體全部組織，無異一機車（俗稱火車頭）。有鍋爐，有發動機，有唧機等種種設備。分工合作，秩序井然。人體需飲料食物，猶機車之鍋爐需淸水與燃料。其作用亦復相同。燃料經燃燒而發生熱，由熱而變爲力，推動傳力機關而使其行動。飲料食物，亦經燃燒而發生熱力，運動全身，維持生命。皆熱之作用也。食物中有主要原質三種：一爲蛋白質，一爲脂肪質，一爲醣類（碳水化合物）。三者均能發生熱量。其每公分所發生之熱量如下表。〔營養學上的熱量單位爲大卡路里，卽能使一公升（卽一立方公寸）之水，在攝氏百度

品質	重量	熱量（單位卡）
蛋白質	一公分	四・一
脂肪	一公分	九・三
醣類	一公分	四・一

表上升高一度之熱量，通常簡稱作卡。〕

人體以各人年齡、性別、體重等之差別，及所任工作輕重之不同，每小時需要之熱量亦隨之而異。如以X代表所需要之熱量，可依下列公式求得之。

1. 絕對臥息者（重病者）　x＝（二四至三〇卡）×體重（公斤）
2. 普通臥息者（輕病者）　x＝（三〇至三四卡）×體重（公斤）
3. 勉能起坐不作身體勞動者　x＝（三四至四〇卡）×體重（公斤）
4. 普通勞動者　x＝（四〇至四五卡）×體重（公斤）
5. 中等劇烈勞動者　x＝（四五至五〇卡）×體重（公斤）
6. 非常劇烈勞動者　x＝（五〇至六〇卡）×體重（公斤）

再舉下列為例，以資明瞭。

一、絕對臥息者。假定某日體重為六十公斤，以平均數二七乘之，即該日需要一、六二〇卡。

二、普通臥息者。假定某日體重為六十公斤，以平均數三二乘之，即該日需要一、九二〇卡。

三、勉能起坐，不作身體勞動者。假定某日體重為六十公斤，以平均數三七乘之、即該日需要二、二二〇卡。

四、普通勞動者。假定某日體重爲六十公斤，以平均數四二乘之，卽該日需要二、五二〇卡。

五、中等劇烈勞動者。假定某日體重爲六十公斤，以平均數四八乘之，卽該日需要二、八八〇卡。

六、非常劇烈勞動者。假定每日體重爲六十公斤，以平均數五五乘之，卽該日需要三、三〇〇卡。

如上所述。人體應視某日需要若干卡，而進若干飲料食物。然則飲料食物在體中發生之熱量，果如何消耗乎。茲假定以二、七五〇卡爲準，其分配當如下表。

項目	消耗熱量（單位卡）	百分數
呼吸	三五	一·二七
溫胃中食物	四二	一·五三
工作	五一	一·八六
蒸發水分	五五八	二〇·二九
導熱	八八三 ｝二、〇六四	三二·一一 ｝七五·〇五
射熱	一、一八一	四二·九四
總計	二、七五〇	一〇〇

三　食物飲料之營養與營養價值

飲料食物，概括的可分爲兩大類。一爲有機物：蛋白類、脂肪類、醣類及植物酸等屬之。一爲無機物：礦物類，及鹽、礬、水等屬之。各類均自有其特殊之價值。如魚、精肉、蛋白等蛋白類食物，其主要功用在於修補體素。此外能組成消化系及他種液質（如血、胃液、內分泌等）代施脂肪職權。又能代理糖或澱粉職務，由氧化作用，而發生熱力。脂肪之功用在於生熱生力。醣類之功用與脂肪相似，亦能生熱生力。同時又能變爲脂肪。故缺乏脂肪質食料時，用糖與澱粉代之，亦無不可。食鹽（礦物質）能促進胃液之分泌。能使體液更新。並能亢進細胞之新陳代謝，與維持血液滲透壓之平衡。水占全身重量百分之六十。人體中之體素，完全恃水以保持其清潔狀態。而一切固體食料尤必須與水適當混和，始有被吸收之可能。此外水果類在食品中亦占重要之位置。據近代食物化學家之分析，水果除有相當營養價值外，含有三種最寶貴之物質。一爲維生素（即維他命）。凡患壞血病者，即爲缺乏果實中之維生素所致。多飲橘汁，立可治療。一爲游離酸。其最大功用在能刺激味神經與胃腺，亢進食慾，並分泌多量胃汁，以助消化。一爲糖質與灰分。二者均爲人體不可缺少之物質，不僅滋味甘美已也。

維他命的功用來源表

種類	食物中完全缺乏或長期不足能發生之各種病狀。	富於維生素之食物					
		最富有		較富有		富有	
		植物	動物	植物	動物	植物	動物
甲種維生素 Vitamin A 紅蘿蔔素（原維生素甲）(Carotene)（人類牲畜食之即能變為甲種維生素）溶化於油類不易受熱力變化易受氧化	缺食慾，消化不良發育不足，不育夜盲，乾眼病尿石，腎盂炎，膀胱炎氣管炎，肺炎淋巴腺炎，中耳炎腸胃潰瘍，膿溢皮膚變性，發炎精神萎縮	草頭	魚肝油牛肝豬肝	紅蘿蔔生菜（綠）菠菜豌豆（綠）白蘿蔔葉洋葱	奶油雞蛋黃甲魚油骨髓	綠龍鬚菜，綠白菜，豆（綠），玉蜀黍（黃），捲心菜，辣椒，南瓜（黃肉）甜白薯（黃）西紅柿（蕃茄）黑豆香蕉甜瓜橘子桃子菠蘿梅子	奶蠔腎肺
乙種維生素 Vitamin B1 溶化於水內及酒精易受熱力變化於鹼性液中尤甚	神經炎，腳氣病水腫，或四肢無力，麻木，動作無恆、消瘦等體溫降低缺食慾，消化不良體重減輕，氣力減少，缺乳，不育	乾酵母麥胚米糠	瘦豬肉	豆未磨穀類硬殼果類花生豌豆麥皮	豬腰火腿	豆，龍鬚菜，蘋果，柚，大葱，白薯，香蕉，梅，菠菜，紅蘿蔔，棗子，桃，白菜，白蘿蔔，橘子，芹菜，西紅柿，菠蘿，生菜，南瓜，荀蔔，菜花，楊梅，檸檬	腦蛋腎肝奶蠔

丙種維生素 Vitamin C (Ascorbic acid) 溶化於水內及酒精 易受氧化於酸性液中及高溫度時尤甚	壞血病 齒齦出血，粘膜皮下骨節四肢肌出血，骨節腫痛，骨易折碎，齒鬆壞，鬆脫下，無食慾，體重減輕，易有消化性潰瘍，結核病，風濕熱，內險等	柚、辣椒草頭（金花菜）橘子，檸檬，綠莧菜，乳瓜蔬果		芥菜菘藍，太古菜，香菜（莧萵），甜菜葉，捲心菜，韭菜，西紅柿，白菜，菠菜	羊肝	大蒜，豌豆，荔枝，藕，紅莧菜，石榴，蓮子，芹菜，蘋果，小冬瓜，白蘿蔔，香蕉，西瓜，菜花，梨子，苦瓜，豆芽，楊梅，南瓜，甜白欒，菠蘿	豬肝 雞肝
丁種維生素 Vitamin D (Vinsterol, Calciferol)溶化於油類 不易受熱力變化及氧化紫外光線（日光或人造）	佝僂病 壞骨病 手足搐搦 肌弱無力 骨易折碎 神經欠穩固，齒齲	受紫外光線射照之酵母	魚肝油		蛋黃 鮭魚 受紫外光線照射之奶	受紫外光線射照之穀類及蔬菜（植物類食物通常不含此種維生素）	奶油 奶 蛤
戊種維生素 Vitamin E 溶化於油類 不易受熱力變化及氧化	不育 男性生殖細胞變性，胎兒早死及消滅，肌肉軟弱	麥胚油		生菜 麥胚		草頭，大麥，豆，玉蜀黍，糠漿，雀麥，豌豆，花生，菜子油 不去皮的米，麥	蛋黃 肉 奶 脂肪
庚種維生素 Vitamin G (B_2) (Riboflavin) 溶化於水及稀酒精液．不易受熱力變化	唇炎，舌炎 皮脂溢出性皮炎及數種眼疾	酵母	豬肝	菠菜 蘿蔔菜 麥胚	牛肝 魚卵	紅豆 蕃茄 甜白[illegible] 莧菜	蠔 雞蛋白 牛心 瘦豬肉

菸鹼酸 Nicotinic acid 溶化於水	癩皮病，消化器失其作用，皮膚發炎，皮膚變厚，色素沉着，口及舌發炎，腹瀉，神經紊亂	細糠	豬肝	蕎麥 綠豆 大麥	牛肉 蝦蟹	高粱，白麵粉 莧菜， 大豆，
子種維生素 Vitamin K 溶化於油類	皮下或內部出血	蘇子	豬肝	白菜 菠菜 草頭 紅蘿蔔	蛋黃	白薯

理想的飲料食物，須具下列三要素。卽（一）停滯胃中時間須短。（二）消化與吸收須容易。（三）所含養分如蛋白質、脂肪質及醣類之分量須適宜是。持此以衡各種飲料食物之價值，可擇要列舉如下。

人乳　所含成分，與小兒所需之成分略同。只因母體食物關係，多少差異。故母乳最適於小兒，務必由其母親哺之。但母體患肺病或癩病等不宜哺乳者，可覓乳母，或用牛乳山羊乳代之。

牛乳　牛乳之成分，因飼料而異。例如飼以富有脂肪質及蛋白質之食物，則其乳富於脂肪質及蛋白質。多飼以水，則乳中多水分是也。牛乳易於消化，且富於養分。不過易於酸性發酵耳。牛乳中常含細菌，故宜煮沸飲用（因盛乳器具與取乳人之手指不潔，其母牛染有結核菌病者，亦易侵入牛乳）。

雞蛋　雞蛋爲吾人常用之滋養品。半熱者最易消化（通常食物之易消化與否，亦與齒人體性有關）。若以蛋白質爲標準言之，一個雞蛋，其養分約合牛肉四十公分或牛乳一杯。

牛肉　味美而易消化，尤以煮熟者較油煎及燻者爲易於消化。

豬肉　富於脂肪質。消化不如牛肉之速。

鳥肉　甚爲滋養，病人及健康者皆宜食之，味美而易於消化吸收。

魚肉　魚肉除少數外，均易消化，煮者較燻者尤佳。

貝類　牡蠣多含動物性澱粉及其他滋養分，且易消化。然其他貝類大概缺乏滋養分，且難於消化，胃弱者不可多食。

牛酪　純粹者易於吸收。脂肪性食品以牛酪爲最佳。

糖類　糖分易溶解於水，故易於吸收。入血液後，立起氧化而生溫熱。如其有餘，則變爲肝糖（Glycogen），貯藏於體中。營養素不足時，則又還元爲糖分，發生溫熱，以供需要。

米　爲五穀中最良之滋養品。其中蛋白質之含量雖少，然富於醣類，且極易於消化吸收，故其價值在黍麥之上。以其多含醣類，故食時必賴唾液與胰液中之『澱粉消化素』消化之。

麥　就化學分析之，其滋養分較米爲優。又麥糠與米糠均含有預防脚氣病之乙種維生素。

麵包　麵包由小麥製成。其吸收之程度，較麥粉爲高。烤麵包爲病人食物之一適宜品。

豆類　豆之種類甚多，如大豆、小豆、豌豆、蠶豆、花生等。植物性食物中，豆類含脂肪質及蛋白質之量較多，故其營養價值亦較大。其消化吸收之難易，因調理而異。大抵醬及豆腐等易於消化，而炒豆不然。故食時以去皮煮爛爲佳。

薯類　其主要成分爲澱粉，蛋白質含量甚少。甘薯常用之以代飯，其價雖賤，然不易消化。

蔬菜類　蔬菜類多木纖維。慢性便祕者適量用之，可促腸壁之運動，有通便之效。且富於礦物質及維生素，爲日常不可缺之食物。肉食者常用之，可防止壞血病。

蘿蔔　爲蔬菜類中之良品。其中含有澱粉消化素，可助澱粉類之消化。但用高溫度（攝氏百度表八十度以上）煮之，則失其效力。蘿蔔不特有消化澱粉之能，即肉類亦可消化。故常用之可以健胃通便，爲衛生之妙品。

菌類　如香菌、磨菰等，均不易消化，且缺少滋養分，故營養價值極微。但其中含有一種美味，頗適於烹飪之需。

餅類　餅類多食之，易使食慾缺乏，害及胃腸。糖類雖富滋養，多則害胃，並傷牙齒。故小兒切忌多食。

酒類　酒之種類甚多。普通最常用者，爲紅酒、黃酒、麥酒及葡萄酒等。其他酒精含量過多者，如燒酒、白蘭地等，皆不適於衞生。惟少量飲之，可助食慾，且可爲強壯劑。多飲則易起酒精中毒，爲害不淺。

茶　有興奮作用。少量飲之，可清心提神。多則精神受其刺激，易害消化，且起不眠症。

至飲料食物消化之難易，視其停滯胃中時間之長短以爲衡。停滯時間短者，用量不妨稍多。停滯時間長者，用量毋寧略少。蓋物料不能消化淨盡者，不特減少功用，且足發生不良影響。不可不慎也。其飲料食物存胃時間之長短，有如下表。

食物飲料消化表

一、在胃中須經過一至二小時消化之食物

二〇〇公分	含炭酸之水	二〇〇公分	純粹咖啡
二〇〇公分	純粹茶	二〇〇公分	純粹可可

二〇〇公分　啤酒　二〇〇——一〇〇公分　煮滾牛奶
二〇〇公分　性淡之酒　二〇〇——一〇〇公分　純淨水
二〇〇公分　純粹肉汁　一〇〇公分　軟煮雞蛋
二〇〇公分　蛋白質

二、在胃中須經過二至三小時之食物飲料

五〇〇公分　酸牛奶（二小時內）　一五〇公分　馬鈴薯粥
五〇〇——三〇〇公分　水　一五〇公分　櫻桃
五〇〇——三〇〇公分　啤酒　一五〇公分　蜜製櫻桃
五〇〇——三〇〇公分　煮滾牛奶　一〇〇公分　生雞蛋
二五〇公分　煮熟小牛腦　一〇〇公分　煮硬雞蛋
二五〇公分　煮熟小牛肉　一〇〇公分　炒雞蛋
二〇〇公分　乳脂咖啡　一〇〇公分　雞蛋薄餅
二〇〇公分　牛奶可可　一〇〇公分　牛肉香腸
二〇〇公分　馬剌甲酒　二七公分　生牡蠣
二〇〇公分　已出氣之酒　七〇公分　新鮮白麵包

二〇〇公分	煮熟大口魚類	七〇公分	烘脆麵包
二〇〇公分	煮熟鱉魚	七〇公分	環形餅
一五〇公分	煮熟菜花	五〇公分	餅乾
一五〇公分	生拌菜花	一五〇公分	鹹馬鈴薯
一五〇公分	煮熟蘆筍		

三、在胃中須經過三至四小時之食物

二六〇——二〇〇公分	煮熟鴿子	一五〇公分	煮熟米飯
二五〇公分	小牛腳	一五〇公分	煮熟蘿蔔
二三〇公分	煮熟子雞	一五〇公分	煮熟菠菜
二三〇公分	煮熟鷓鴣	一五〇公分	酸黃瓜
二〇〇公分	鮭	一五〇公分	蘋菓
三〇〇公分	醋燒鰻魚	一五〇——一〇〇公分	餅乾
二〇〇公分	燻小魚	一〇〇公分	煎小牛肉（熱或冷者）
一九五公分	煎鴿子	一〇〇公分	煎瘦牛肉（熱或冷者）
一六〇公分	生（或熟）火腿	一〇〇公分	生牛肉

一五〇公分、黑麵包　一〇〇公分　煎牛腰部肉

一五〇公分　白麵包　七二公分　醃魚子

一五〇公分　馬鈴薯蔬菜

四、在胃中須經過四至五小時之食物

二八〇公分　烤鴨　二四〇公分　烤山雞

五〇公分　煎牛排　二一〇公分　煎鴿子

五〇公分　煎牛肉　二〇〇公分　醃青豆

五〇公分　燻牛舌　二〇〇公分　豌豆粥

五〇公分　烤兔肉　一五〇公分　煮熟豆

五〇公分　烤鵝肉　一五〇公分　燻肉片

五、主要營養品停留胃中時間比較表

甲　固體食物

二〇〇公分　白米粥（主要成分爲醣類者）約二小時三十分至三小時三十分

二〇〇公分　肉類（指瘦肉主要成分爲蛋白質者）約五小時至六小時

二〇〇公分　油類（指奶油猪油及植物油等主要成分爲脂肪者）約七小時至八小時

乙、液體食物

二五〇立方公分　淡茶（加方糖一塊）約一小時十五分
二五〇立方公分　牛奶咖啡（加糖）約一小時五十分
二五〇立方公分　紅酒（上等）約二小時二十五分
二五〇立方公分　牛奶（未去奶油）約二小時三十分
二五〇立方公分　牛奶可可（加糖）約二小時五十分

四、食物飲料之分配

欲求飲料食物之適合其性，適如其量，當先明瞭飲料食物中所含之物質。玆就通常食用者列表如次。表中維生素之含量，除有數字表示者外，其所用符號之意義如下：

十一有維生素的痕跡；

十含有少量維生素；

十十含有中量維生素；

十十十含有多量維生素。

飲料食物成分分析表（照重量一百公分計算）

甲　五穀類

品名	蛋白質（公分）	脂肪（公分）	醣類（公分）	熱量（卡）	維生素甲（國際單位）	維生素乙（國際單位）	維生素丙（國際單位）	維生素丁（國際單位）	維生素庚（微公分）
饅頭	八·二	〇·一	五三	二四三					
麵包	九·三	一·二	五三·七	二九九		四〇			六五
巧格力	一二·九	四八·七	三〇·三	六二一					
可可	二一·六	二八·九	三七·七	四九七		三五			
蘇打餅乾	九·八	九·一	七三·一	四一四					
麥屑	一一·〇	〇·九	七八·六	三六六		四六〇—六六〇			
麵粉	一一·三	一	七四·九	三五三		四三—一〇〇			
米粉	八·六	六·一	六八	三六一					
炒黃豆粉	三八·二	一八·二	三一·九	四六一					
生黃豆粉	三九·七	一九·三	二六·九	四四〇					

品名	蛋白質（公分）	脂肪（公分）	醣類（公分）	熱量（卡）	維生素甲（國際單位）	維生素乙（國際單位）	維生素丙（國際單位）	維生素丁（國際單位）	維生素庚（微公分）
蕎粉	〇·八	〇·五	八七·五	三五八					
通心麵	一三·四	〇·九	七四·一	三五八					
小米	九·七	一·七	七六·六	三六一					
黃米	九·七	〇·九	七六·九	三五五	七五	一四一			
白高粱米	五·六	二·二	七四·〇	三四八					
麵條	一一·七	〇·一	七五·六	三六七					
白米	九·六	〇·二	七九·六	三五九					
糯米	五·八	〇·二	八一·九	三五三		七二—一三〇			
炒米	八·三	〇·三	八三·七	三七〇					
白米飯	一·八	〇·一	二一·三	九三					
雞蛋糕	一〇·八	八·二	五五·八	三四〇					
糖	—	—	一〇〇	四〇〇					
掛麵	一一·二	一·三	六九·一	三三四					

乙 蔬菜類

品名	蛋白質（公分）	脂肪（公分）	醣類（公分）	熱量（卡）	維生素甲（國際單位）	維生素乙（國際單位）	維生素丙（國際單位）	維生素丁（國際單位）	維生素庚（微公分）
龍鬚菜	一·五	一·一	二·八	一八	九〇九	一一〇	二四〇—三三〇〇		一三七·五
竹筍	三·七	〇·一	五·二	三七		二五	一一〇		
鮮扁豆	二·四	〇·三	七·四	四二			二四〇		
綠豆	二三·一	〇·八	五六·八	三三一	五七三	一七三	一九〇		
黃豆	三九·二	一七·四	二五·四	四一五	七六二	五四三			一〇〇〇—一三六八五

青豆	三七·三	一八·三	二九·六	四三三					
蠶豆	一八·二	〇·八	三八·六	三一四	十	三三	三一五		
青豆芽	一一·五	三·五	六	一〇三					
黃豆芽	九·一	一·六	五·五	七三	十	十十	一八〇		
綠豆芽	三·二	〇·一	三·九	二九	一五—三〇	三二	六五四		
紫蘿蔔	一·六	〇·一	九·七	四六					
洋白菜	一·六	〇·三	五·六	三三	三八	二八	二〇〇〇		六三·五
榨菜	五·八	〇·五	一三·九	七六					
白菜	六·一	〇·一	二·五	一五	四一七三	六一	九一七		三五
小白菜	一·四	〇·一	一·九	一四	一九〇〇	一四	八〇〇		十
胡蘿蔔	一·二	〇·一	九·七	四五	六五三九	四八	一六一		二〇四
菜花	一·八	〇·五	四·七	三一	三五—六〇	一一〇	九〇〇—一八〇〇		一五〇—三三〇
芹菜	一·一	〇·一	三·三	一九	八三四七	微—三	二六六		三六〇
茭白	一·二	〇·一	二·八	一七			二八四〇		
黃瓜	〇·八	〇·二	五·一	一七	〇—七六	三三	二七四		
醬黃瓜	三·八	〇·一	一〇·四	四八					
絲瓜	一·五	〇·一	四·五	二五	七三五	十十	三三〇		
茄子	二·三	—	三	三三	三一—九五	三	一五六		六五
木耳	二	二	六一·五	三〇九					
青椒	一·六	〇·二	四·五	二六	一三七七	二	一九三五		四八
藕	一·七	〇·一	九·七	四七					
鮮蓮子	三·三	〇·四	六·二	四三					

鮮蘑菇	三·五	〇·四	六·八	四五				三四八
葱	一·六	〇·三	九·九	四九			七七	
鮮豌豆	七	〇·五	一六·九	一〇〇	七八〇	一二八	三八	一三一
馬鈴薯	二·二	〇·一	一八·四	八三	三二	三九	一四四	二三三
山芋	一·八	〇·七	二七·四	一二五	一七,四七八	三三	七二〇	一五六
水蘿蔔	一·三	—	五·八	二九	二五,二〇〇	三一	五八〇	一五六
菠菜	一·九	〇·二	一·八	一六	一三三四九	六〇	一〇五	四〇八
番茄	〇·九	〇·四	三·九	二三	二〇〇	二七,四六〇	四四五—九一四〇	八〇—一四三
蘿蔔	〇·六	—	五·六	二五				
醬蘿蔔	四	—	三·五	七四				
雪裏紅	二·六	〇·一	四·一	二八				
茨菇	五·六	〇·二	二六·六	一二四			六〇	
荸薺	一·八	〇·二	一七·一	七七	三三	三三	十十	
萵苣	〇·七	—	〇·八	四六	三一七		一六五	
山藥	二·二	—	一九·六	八九	七八九	一三	一九五	三五三
油菜	一·四	〇·一	二·五	一七	七〇〇〇		二〇一六	
洋藕粉	—	—	—	三八〇				
粉皮	〇·六	〇·二	八七·五	三五四				
豆腐	八·四	三	一·三	八六	十	一三		
豆腐乾	二〇·九	九·五	六·八	一九六				
豆腐漿	三·〇七	一	〇·九	二五				
金針菜	一一·七	〇·三	五〇	二四〇			三八二	

丙　動物類

品名	蛋白質（公分）	脂肪（公分）	醣類（公分）	熱量（卡）	維生素甲（國際單位）	維生素乙（國際單位）	維生素丙（國際單位）	維生素丁（國際單位）	維生素庚（微公分）
鹹肉	一〇·五	六四·八	—	六二五	三七	八三			
鹹牛肉	一五·六	二六·二	—	二九八					
牛肝	二〇·四	四·五	一·七	一二九	一五〇〇〇—九一九〇〇	一五六	九〇〇		一六〇〇—三八〇〇
牛腰肉	一八·五	二〇·二	—	二五六					
牛髓	二·二	九二·八	—	八四四					
牛頸	二一·四	八·四	—	一六一					
牛腿肉	二一·三	七·九	—	一五六	六〇—一〇五	三六；一八五	〇—+		三〇〇
牛上腦	一六·二	二四·四	—	二八四					
鮮牛舌	一八·九	九·二	—	一五八					
乾酪	二〇·九	一	四·三	二一〇					
雞	二一·五	二·五	—	一〇九	+	一〇〇			一七〇
雞肝	二二·四	四·二	二·四	一三七	一四一二三	七五	四八六		三〇〇〇—七五〇〇
鴨	一八·三	一九	—	二四四	++	+	一四〇		+
雞蛋	一三·四	一〇·五	—	一四八	二四五五	三九		九五	七四〇
雞蛋白	一二·三	〇·二	—	五一			+-		三六〇
雞蛋黃	一五·七	三三·三	—	三六三	四七三三	一二九		三〇〇	八八八
皮蛋	一五·三	一三·四	—	一八一	++				
白魚	二二·九	六·五	—	一五〇	+				+

品名	蛋白質（公分）	脂肪（公分）	醣類（公分）	熱量（卡）	維生素甲（國際單位）	維生素乙（國際單位）	維生素丙（國際單位）	維生素丁（國際單位）	維生素庚（微公分）
老雞	一九·三	一六·三	—	二二四					
火腿	一九·八	二〇·八	—	二六六	〇—十	一四五			一七五
羊腰肉	一八·七	二八·三	—	三四〇	三二	四六	十一		十十
大蝦	一六·四	一·八	〇·四	八四					
牛奶	三·三	四	五	六九	七九—二七八	一六	七三		四〇—二〇〇
罐頭甜奶	八·八	八·三	五四·一	三三六	六八〇	三二	二〇		三四〇
奶粉	二六·七	二八	三八	五二一	一五〇〇	一一〇			一六〇〇
羊腿	一九·八	一三·四	—	一九一		四八			二七五
豬腰肉	一六·六	三〇·一	—	三三七	十	二三七			四五三
豬肝	二〇·一	四·〇	二·九	一三三	一〇〇五〇—三六七〇〇	六五	四六三		四〇〇〇
海參	四四·二	〇·九	八·一	二一七					
魚翅	九五·四	—	〇·一	三八二					
蝦米	四六·三	一·九	〇·八	二〇五					
沙丁魚	二三	一·九七	—	一六九					
鴿子	一八·六	二三·一	—	二七三					
罐頭蝦	二五·四	一	〇·二	一一二					

丁 水果類

品名	蛋白質（公分）	脂肪（公分）	醣類（公分）	熱量（卡）	維生素甲（國際單位）	維生素乙（國際單位）	維生素丙（國際單位）	維生素丁（國際單位）	維生素庚（微公分）
杏仁	二一	五四·九	一七·三	六四七	十	一三三	二五八—一〇〇〇		
蘋果	〇·三	〇·三	一〇·八	四七	九九	四〇	七八〇		九一

杏子	一	—	一二·六	五四	三六〇	一六	六八		一七〇
香蕉	一·三	〇·六	二三	九九	(四〇五	一六—一三〇	二〇—三〇〇		一五
櫻桃	〇·九	〇·八	一五·九	七四	七六三	一七	三二〇		
栗子	六·三	五·四	四二·一	二四一		一三	八三〇		+
外國棗	二·一	二·八	七八·四	三七四					
黑棗	七	〇·九	六七·五	三〇七	一九一	四一			
白果	一三·四	三	七一·三	三六五					
葡萄	一	一·三	一四·四	七三	五七	一五	五〇—一四〇		
葡萄汁	—	—	二五	一〇〇					
檸檬汁	—	—	九·八	三九					
楊梅	一	〇·六	七·四	三九					
西瓜	〇·四	〇·二	六·七	三〇	一六八	一五	一七三		五七
乾蓮子	一五·九	二·八	七〇	三六九					
橘子	〇·六	〇·一	八·五	三七	五四〇	+ +	五〇一		
橘子汁	—	—	一〇·八	四四					
桃子	〇·五	〇·一	七·七	三五	二六〇	一四	二六—一六〇		四五
花生	二五·八	三八·六	二四·四	五四八	一〇五	二九五			八五六
雅梨	〇·一八	〇·三	一〇·六	四六	一六八	五一	八五		三〇〇
柿子	〇·六	〇·一	九	三九	+ +		一〇四		
波羅蜜	〇·四	〇·五	九·七	四五	一〇〇	二九	三五七		一〇〇
李子	一	—	二〇·一	八四					
柚子	〇·八	—	一〇·二	四四	+	七四	九二〇		

品名	蛋白質（公分）	脂肪（公分）	醣類（公分）	熱量（卡）	維生素甲（國際單位）	維生素乙（國際單位）	維生素丙（國際單位）	維生素丁（國際單位）	維生素庚（微公分）
南瓜子	三五·九	三二·六	二四·〇	五三〇	〇—一三六	六六			二〇〇
衛蔔乾	二·三	四	六八·五	三四〇					
山楂	〇·七	〇·二	二二·一	九九					
蜜橘	〇·九	〇·一	一二·九	五二	+	++	六〇		
西瓜子	三〇·八	四四·六	五·七	五四四					
核桃	一八·四	六四·四	一三	七〇三	+	一四			+

戊 油類

品名	蛋白質（公分）	脂肪（公分）	醣類（公分）	熱量（卡）	維生素甲（國際單位）	維生素乙（國際單位）	維生素丙（國際單位）	維生素丁（國際單位）	維生素庚（微公分）
奶油（Butter）	10	八五	—	七六九	三八〇〇	〇—三九		100	
乳酪（Cream）	二·五	一八·五	四·五	一九五	1000	10		三〇	++
豬油	—	100	—	九〇〇	七				±
人造奶油	三	八一	—	七三二					
魚肝油	—	100	—	九〇〇	八五〇〇〇			八五〇〇	
豆油	—	100	—	九三〇	±				
蘇油	—	100	—	九三〇	1000	一四〇			
橄欖油	—	100	—	九〇〇					二〇—三〇
花生油	—	100	—	九〇〇	±				三〇〇

己 雜類

品名	蛋白質（公分）	脂肪（公分）	醣類（公分）	熱量（卡）	維生素甲（國際單位）	維生素乙（國際單位）	維生素丙（國際單位）	維生素丁（國際單位）	維生素庚（微公分）
芝麻醬	二〇·一	五三	一四·八	六一七					
甜醬	九·七	三·八	九	一〇〇					
白醬油	一·六	—	四·五	二四					
黑醬油	二·四	—	二〇·一	九〇					
蜂蜜	〇·四	—	八一·二	三二六		四	四		七〇
乳糖	—	—	一〇〇	四〇〇					
綠茶	二四·一	八·一	一九·七	二四九			九八〇—四四〇〇		

人體需要各項品質之多寡，因人而異，有須多進蛋白質者，有須多進脂肪質者，有須多進醣類者。極爲複雜。然其需要混合食物，則屬一致。此因品質之分配，或多在於動物性食物中，或多在於植物性食物中，非混食不能完全攝取也。茲以中等程度勞動之健康男子爲標準，其所需之食量，約如下列比例：

（一）蛋白質　一〇〇公分　百分之一七

（二）脂肪　一〇〇公分　百分之一七

（三）醣類　四〇〇公分　百分之六六

以上三項養分所發生之熱量，合爲二千九百餘卡。同等程度勞動之女子，得其五分之四

（卽二千三百二十卡），卽足夠生活；但在懷孕或哺乳之婦女，亦需三千卡之多。

此外每人每日所需要之維生素量如下表：—

維生素	嬰兒（體重一〇公斤）	兒童（體重二〇公斤）	孕婦或哺乳婦人	成人
甲（國際單位）	三〇〇〇	四五〇〇	九〇〇〇	四〇〇〇
乙（國際單位）	一〇〇	二〇〇	八〇〇	四〇〇
丙（國際單位）	八〇〇	一五〇〇	二〇〇〇	二〇〇〇
丁（國際單位）	七五〇	七五〇	一〇〇〇	五〇〇
*庚（謝氏單位）	三二〇	四〇〇	一二〇〇	六〇〇〇

*三三三謝氏單位等於一公絲（mg），一公絲等於一〇〇〇微公分。

於是根據個人之勞動程度，參酌上列飲食物之成分分析表，及需要食量之比例表，而調配每日之飲食，乃無過多、過少，或彼此多少失調之弊。玆再就研究所得，分列飲食物分配表數種，以爲例證，而供採擇。

食物分配表（一）

甲種（普通人適用）

食物名稱	重量(公分)	蛋白質	脂肪質	醣類	熱量(卡)
上白米	三二〇	三〇・七	〇・六	二四四・七	一一四八
豬肉(小半肥)	二〇〇	三五・〇	三一・〇	—	四三〇
大鹹鴨蛋	一個	七・五	六・五	—	一一〇
鹹菜	一〇〇	二・六	〇・一	四・一	二八
菠菜	四〇〇	七・二	〇・八	七・二	六四
豬油或植物油	八〇	—	八〇・〇	—	七四四
總計		八三・〇	一一九・〇	二五六・〇	二五二四

乙種（無力食肉及戒殺者適用）

食物名稱	重量(公分)	蛋白質	脂肪質	醣類	熱量(卡)
次白米	三五〇	二九・七	一・〇	二七六・八	一二三五
豆腐	四〇〇	三三・六	一二・〇	五・二	二六四
菠菜	四〇〇	七・二	〇・八	七・二	六四
雞蛋	二個	八・〇	六・〇	—	一五〇
植物油	八〇	—	八〇・〇	—	七四四
總計		七八・五	九九・八	二八九・二	二四五七

附註　一、以上二種均為體重七十公斤者所分配。

二、適用於下列各項職業之人：

㈠醫師　㈡商人　㈢教師　㈣管理員　㈤書記　㈥裁縫　㈦機關辦事人

三、以上物品支配，每日可得：

粥二中碗　飯四中淺碗　炒菜二種　粥菜一種

四、以上二種，均照最少分量計算。

食物分配表（二）

甲種（普通人適用）

食物名稱	重量（公分）	蛋白質	脂肪質	醣類	熱量（卡）
上白米	五〇〇	四八·〇	一·〇	三九八·〇	一七九五
半肥豬肉	二〇〇	三五·〇	三一·〇	—	四三〇
冬筍	二〇〇	七·四	〇·二	一〇·四	七四
菠菜	四〇〇	七·二	〇·八	七·二	六四
豬油植物油	八〇	—	八〇·〇	—	七四四
鹹鴨蛋	一個	七·五	六·五	—	一一〇
總計		一〇五·一	一一九·五	四一五·六	三二一七

乙種（無力食肉及戒殺者適用）

食物名稱	重量（公分）	蛋白質	脂肪質	醣類	熱量（卡）
次白米	五〇〇	四二・五	一・五	三九五・五	一七六五
豆腐	四〇〇	三三・六	一二・〇	五・二	二六四
菠菜	四〇〇	七・二	・八	七・二	六四
雞蛋	二個	八・〇	六・〇	—	一五〇
腐乳	五〇	八・八	四・四	二・三	八四
白糖	五〇	—	—	四九・〇	二〇〇
植物油	八〇	—	八〇・〇	—	七四四
總計		一〇〇・一	一〇四・七	四五九・二	三二七一

附註

一、以上二種，均爲體重七十公斤者所分配。

二、適用於下列各職業勞動者：

㊀郵差 ㊁夫役 ㊂警察 ㊃細木匠 ㊄衛兵 ㊅營造工人 ㊆武凝

三、以上物品支配，每日可得粥二中滿碗，飯五中碗，粥菜一種，飯菜二種。

四、以上二種均照最少分量計算，如有財力應加肉四兩。

食物分配表（三）

食物名稱	重量（公分）	蛋白質	脂肪質	醣類	熱量（卡）
次白米	六〇〇	五一·〇	一·八	四七四·六	一九一八
豆腐	四〇〇	三三·六	一二·〇	五·二	二六四
鹹菜	一〇〇	二·六	〇·一	四·一	二八
鹹鴨蛋	一個	七·五	六·五	—	一一〇
雞蛋	二個	八·〇	六·〇	—	一五〇
黃豆芽	二〇〇	一八·二	三·二	一一·〇	一四六
植物油	八〇	—	八〇·〇	—	七四四
白糖	五〇	—	—	四九·〇	二〇〇
總計		一二〇·九	一〇九·六	五四三·九	三五六〇

附註 一、此表係爲體重七十公斤者所分配。

二、適用於下列各種職業勞動者：㈠農夫 ㈡泥水匠 ㈢鐵匠 ㈣兵士。

三、以上物品支配，每日可得：

粥二碗 飯六碗 飯菜二種 粥菜一種

四、以上爲最少分量，如有財力，每日應加肉半斤。

食物分配表（四）

食物名稱	重量（公分）	蛋白質	脂肪質	醣類	熱量（卡）
糙米	七五〇	五四・七	三・〇	五九〇・二	二六一〇
鹹菜	二〇〇	五・二	〇・二	八・二	五〇
豆腐	四〇〇	三三・六	一二・〇	五・二	二六四
腐乳	五〇	八・八	四・四	二・三	八四
蝦米乾	三三	一五・九	〇・一	—	六五
白糖	五〇	—	—	四九・〇	二〇〇
植物油	一二〇	—	一二〇・〇	—	一一一六
總計		一一八・二	一三九・七	六五四・九	四三八九

附註

一、此表係爲體重七十公斤者所分配。

二、適用於下列各種體力勞動者：

㊀掘地工人 ㊁脚夫 ㊂碼頭工人

三、以上物品支配，每日可得粥三碗，飯七碗，飯菜二種，粥菜一種。

四、以上爲最少分量，如有財力，每日應加肉一斤。

顧人體營養上所需要之品質，除蛋白質、脂肪及醣類而外，尚有維生素、鹽、水三種。吾人食物中，大都以鹽與水爲調味品，故不成問題。米之外壳，含乙種維生素甚富。一經機器碾光，維生素即隨糠粃以俱去。故常食機白米者，易患脚氣病，原因即在於此。是以爲衛生計，萬不可常食機白米，宜選取糙米或烝穀米食之，轉較有益也。

五　飲食之注意

上列飲料食物分配表，僅備普通人參考之用，不能視爲一成不變。茲可舉下列原則，以爲決定某人應進何種食物，某人應進多少食物之助。

甲、年齡　嬰兒身體增長之速率，較成人高出數倍，爲鼓勵其發育起見，應使多進富有蛋白類與脂肪類食物，成人則以多進富有醣類之食物爲宜。以量言，則無論男女，凡超過五十歲者，其消化與吸收力量逐漸減退，生熱生力之功效亦逐漸減少，故其飲料食物分量，必須酌減。

乙、性別　女子身體較男子爲小，一切動作，用力較少，組織代謝亦較遲緩。故其所需食物之分量，亦較男子爲少。

丙、面積　人體熱量散失之多寡，與人體面積之大小爲正比例：高而瘦者，較短而肥者面積爲大，散熱爲多，故其食量亦較大。其面積之大小，可由體重計算得之。其間關係，有如下表：

人體面積

體重每一公斤在：

（一）嬰兒約有	八一〇平方公分
（二）半歲小孩約有	六二〇
（三）一歲小孩約有	五三〇
（四）四歲小孩約有	五〇〇
（五）成人約有	三〇〇

成人之體重與面積：

四十公斤體重者，約有面積	一、四三八平方公尺
五十公斤體重者，約有面積	一、六七〇
六十公斤體重者，約有面積	一、八八五
七十公斤體重者，約有面積	二、〇八八
八十公斤體重者，約有面積	二、二八三

上列成人體重，係剔除去衣服鞋帽之純粹體重，其衣服鞋帽之分量，約如下表；

衣服鞋帽之重量

時季	重量
夏季	約二・五至三公斤

春秋季　約四·二至五公斤

冬　季　約六至七公斤

丁、事業　靜坐工作之人，每日所需熱量，大率在二千五百卡左右。而作勞動事業者，非有四千卡不可，其食量大小，相差甚巨。以質言，則勞力之人，宜多進富有醣類及蛋白質等食物。而用腦之人，宜食易於消化之富有蛋白質食物。

戊、氣候　天氣寒冷，散熱較多，故食量亦增大；天氣炎熱，散熱較少，故食量亦減小。其生活於寒帶或熱帶者亦同。

至在飲食之間，又須注意攝取方法，否則所進物料，雖富有營養價值，亦不能得充分之效果。玆略述攝取方法如下：

甲、口內常保淸潔，齒有缺損，或口中有炎症者，須卽治療。此因食物之消化，首賴咀嚼；齒不完全，或口腔有病，卽減少咀嚼作用，亦卽減低消化功能。而食時尤宜徐徐細嚼，使食物多混唾液而下，蓋唾液中含有一種澱粉消化素，對於消化作用，大有補助也。

乙、食時務必精神逾快，態度安閒，可略作談笑，惟不宜思慮或翻閱書報。因注意力集中於腦，則消化液分泌，不能完全。

丙、滋養品中，務擇最所嗜食者，使能供需相應，無格格不入之弊。

丁、食物飲料，不宜太熱或太冷，因過熱過冷，均足害胃也。

戊、飲食後立即從事勞動，最害消化，但散步則無妨。大抵食後至少須休息三十分鐘，方可開始工作。

六　調節飲食與個人健康及壽命之關係

機車加水加油，與加燃料，應有定性定量。量過少，則所生熱力不足，減低工作效率。過多則無謂之耗費鉅，而燃燒不能充分。鍋爐中水少而燃料多，則有炸裂之危險。此多彼少，弊害亦同。人體亦猶是也。食物飲料過少，則體重、體力、赤血球、紅血素等，皆隨之而減，神疲氣弱，不耐勞動。過多，則使消化器官過度工作，胃腸漲大，肝臟充塞，新陳代謝病中，如糖尿症、尿崩症、痛風症、酸尿性關節炎、肥胖症等；消化器病中如口腔病、食管病、胃腸病、肝胰病、腹膜病等，接踵而起。此多彼少，則臃腫病、瘦削病，亦因緣而至。由此而欲得無病、緩老、晚死之幸福，何異緣木求魚，守株待兔。反而言之，如果每日於飲食方面，量既多少合度，質亦彼此調適，則體中消化、吸收、營養各種機能，勞逸均勻，動作和協；且進一分飲食，得一分效用。一方面營衛之功，增至最大限度；他方面耗損之弊，減至最小限度。倘再加以起居定時，工作合度，試問疾病由何而起，健康有不常保者乎（劇烈傳染病如腦膜炎、鼠疫、猩紅熱等及各種遺傳病自倘須另有預防方法）。至於人生壽命，雖自有長短之不同，然與飲食之調節與否，實有莫大之關係。譬如汽車，不令過度使用，注意平時愛護，自能經久耐用；譬如花木，咻噢以時，養衛得宜，自得歷久不萎。人生飲食，如能隨身體自然之需要，予以充分適度之營養，胃腸永健，臟腑無虧，精血常旺，神明不衰，所謂『人生二百年』，誠非衛生學家虛妄之理想，而大有實現之可能性也。

七　調節飲食與國民經濟之關係

縱觀世人於飲食一道，與其謂爲失之過少，毋寧謂爲失之過多；而尤以吾中國人爲然。吾中國烹調技能最工，而奢侈亦彌甚。上焉者開筵款客，煎炒凍炙，各色俱全，歷數十簋而不止，所謂富家一席酒，窮漢半年糧。中焉者亦大魚大肉，不以爲奇。即貧苦之家，肴饌不周，而食飯非充腸溢胃不可。蓋國人於「飽食主義」，已自幼而壯，自壯而老，由習慣而成自然矣。考其實際，則患腸胃病者十之六七，患口腔病、食管病、肥胖病及肝病者十之二三。抑且因侈於飲食之故，個人經濟，既捉襟見肘，社會糧食，又左支右絀，非仰給外邦，無以供應（我國糧食之不足，原因固甚多，而浪費亦爲一大原因），蓋病而兼患貧矣。間嘗就國人所進飲食之量，與其實在所需之量，比較估算，大概至少超過標準四分之一。而此四分之一飲食，即多耗體中消化機能，而變爲多餘之營養料及渣滓也。亦即病之根，貧之源也。今若每人減此四分之一飲食物，則在個人方面，既減少患病之機會，在家庭方面，即減少飲食部份四分之一之支出，在社會方面，增多飲食部份四分之一之物料。換言之，即全國四萬萬五千萬人，可以三萬三千七百五十萬人之食物，供給之而有餘。其剩餘一萬一千二百五十萬人之食物，若單以每日每人平均食米半升計算，即每日可省五十六萬二千五百石，年可省二萬萬五百三十一萬二千五百石。其數詎不可驚？然後移此處之有餘，補彼處之不足，或儲本年之有餘，以備下年之不足，此於國民經濟方面，裨益如何，必不待智者而知之矣。

八　調節飲食以外保健延壽之必要條件

人生保健與延壽，論其方法，固非止調節飲食一端。綜合言之，有如左表：

保健延壽
（一）調節飲食——定性、定量、定時。
（二）選擇環境——天然的、人爲的。
（三）調節動作——生理的、人事的。
（四）節制嗜慾——食慾、色慾、物慾、名利慾、領袖慾。

調節飲食一端，言之已詳，茲可不贅，今當就環境、動作與嗜慾三者，加以論列，以供整個解決衛生問題之參考。

甲　選擇環境

整個人生，隨環境爲轉移，故其身體之強弱，壽命之長短，亦皆受環境之影響，而莫能避免；因此選擇環境，實係衛生之要着。分析言之，則一爲天然的環境；一爲人爲的環境。均有加以選擇之必要。天然環境中有一點最須注意者，卽日光、空氣之吸受是。

人本自然界之一分子，故最寶貴而最衛生之資料，惟自然界之日光、空氣，而人生健康之程度，亦可視其所吸受日光、空氣之多少爲衡。鄉村人民多在野外工作，所吸受之日光與空氣，獨爲充足，故身體恆強壯。都市人民，多在室內工作，所吸受之日光與空氣，最爲缺乏，故身體恆尩弱。卽如花草，陳列室中較久，必易憔悴而萎謝；若栽植庭園，則欣欣向榮焉，人生亦猶是耳。故日光、空氣，爲人生最大補劑，且可不費一文，而取之不盡，用之不竭。故吾人無論執業於喧囂闤闠之間，或治事於湫屋斗室之內，每日均宜抽出相當時間，作室外運動，或赴郊外游散。最好每日有一二小時置身於大自然中，以日光、空氣爲浴，必能杜絕百病，日進健康。

人爲環境，較爲複雜，舉其大者，如選擇適宜住宅，建立美好家庭，一也。置備正當圖書，交接正當朋友，又其一也。論居室，則宜擇公園附近，或近郊之地，以便時與家人遊散。地勢宜高爽，基址尙鞏固，以免鼠子穴居，傳染蚤虱。建築宜堅牢，室內佈置宜整潔優美，隨時舉行掃除。尤要者，家人父母子女之間，宜情志融和，流溢一氣，力避喧擾爭鬧，損傷感情；蓋美的家庭，與愛的家庭，實爲人生惟一安慰，亦即保健與延壽之惟一條件也。論圖書，則宜選購裨益理智，指導衛生之各種書籍，前者爲心之補劑，後者係身之指南。一切淫穢卑劣之刊物，應一概屏棄，以免衝動感情，激發嗜慾，亦攝生重要之一端也。論交游，則所謂益者三友，損者三友，宜嚴格甄別，審愼選取。蓋益友能導人於善，損友能導人於惡，雖盡人皆知，然一經與損友爲伍，則默移潛化之間，往往陷於迷途而不自知。選舞徵歌，玩時愒日；或則樗蒲作戲，酒食是尙。苦海易溺，覺岸難登，其機甚微，其禍彌酷。故宜一以道義爲正鵠：或磨勵志氣，或商量文字。其爲身心修養之助，較諸讀書，有過之無不及也。

復次，人爲環境中，有一端最足影響身體健康者，卽心理上之憂鬱是。此種憂鬱症之釀成，其道不一。先天不足，後天失調，以致工愁善病者，以女子爲多。男子方面，則大半因個人境遇而起。尤以中國際此生產落後實業凋敝時代，一方面又有地主、財閥、軍閥等層層壓迫，個人緣事業之失敗，或資產之被剝削，而陷於困境者，不知凡幾。朝饔而慮夕餐，秋來而歌無褐，室人詬誶，兒女啼號，處境如此，自非人生所能堪。於是或憂而成疾，或憤而自戕；其爲不幸，固無待言。然人類靈於萬物，有腦能思想，有手能工作，苟非自暴自棄，詎有不能自營生活之理！故於困頓橫逆之來，絕不必煩燥，更無須愁苦；煩燥足以亂思，愁苦足以致病，均有百害而無一利。應付之法，首當持之以忍。然後以冷靜頭腦，籌劃補救，就體力學力可能範圍內，謀所以自立之道。大抵個人平日若在經濟上保持相當信用，則移借金錢，應非難事；若事務上並無巨大過失，則找尋職業，亦決不至絕無道路。至於地位之昔高今卑，生活之昔豐今嗇，儘可處之泰然，勿容芥蒂。蓋生今之世，能得一衣一餐，不至凍餒，已屬僥倖。正不必與彼席豐履厚者，較短量長也。

乙　調節動作

人生起居動作，對於健康壽命，亦極有關係。機器爲無生命之物，然何時可開動，何時應停息，均有一定。超過此定限，必易發生故障；或促短壽命，或滋生其他危險。人爲血肉之軀，其動作當然不能不有時間上之分配；若其勤勞不息，或睡眠無度，即爲疾病之源，喪亡之兆。故人事方面之工作，無論用腦，用力，或用某器官，均應有相當之調節。大抵每二小時之連續工作或勞動，必繼以至少十分鐘之休息，或以異性質有興趣之工作，相爲調劑。一而每日工作時間，應以十小時爲最高限度，工作之餘，除睡眠外，宜視個人之所好，作體操，音樂，散步，靜坐，或其他有益身心之娛樂，藉以舒暢胸襟，鬆放肌體。一方可以恢復疲勞，一方又可儲蓄精力，爲翌日工作之準備。

生理方面之動作，必須保守定時之習慣者，綜有三事：

一爲『飲食』。飲食定量定性之重要，已如上文所述。然若不知定時，隨意進膳，其爲害於消化機能，與神經系之緊張時過分緊張，弛緩時過分弛緩，完全相同。而營養作用，更大爲減少，可以使進一分之飲食，不能得半分之功效。是故吾人飲食，應於上午七時至下午七時之期間內，支配三餐時刻，而以五小時半爲兩餐間之距離，最爲適當。

一爲『睡眠』。睡眠爲休養最重要之一部，日間所消耗之精神體力，惟賴夜間睡眠，以爲補償。但睡眠不足，固有害於健康，而睡眠過度，亦可使神經萎疲，體力減退。故每日睡眠時間，應有適當之規定。惟個人體力強弱，各不相同，睡眠時間，不能強使一致，最好能用實驗方法，測定恰合需要之時間，然後照此實行。至若午睡二三十分鐘，在專用腦力之人，頗有需要，如於不妨礙工作範圍之內行之，固未嘗不可。但本無此習慣者，不必勉強。已有此習慣者，亦宜縮短時間，總以不超過一小時爲度。

一爲『大便』。國人患便閉之症者極多，每因之引起他種疾病，馴致喪命。若用通利或洩瀉之藥，雖能療治一時，然不免損傷腸胃，妨礙健康，遠不若自幼養成定時入廁之習慣。每日擇定時間，不問要解與否，入廁一次，不久即可由習慣而成自然。至食物中通利之品，莫若麩皮，苟能常食，大便必感異常爽利。此項食物，價值極廉，而所含維生素最豐，常人每棄置不顧，彌可惜也。此外如小麥、麥糊及麥製煎餅，常食之，並多食水果及素菜，亦能防止便祕。

健康之人每日大小便分量如下：

（一）葷素並食者大便約　一七〇公分

（二）專吃素食者大便約　四五〇公分

（三）進適量飲料者小便約　一六〇〇公分

丙　節制嗜慾

人爲富有情感之動物：情感常須寄託，常須宣洩，而嗜慾以起。故嗜慾實係情感之產物。人有情感，遂不能無嗜慾；嗜慾滿足，發生快感（即情感得到寄託或宣洩時之一刹那的滿意感覺）。縱過度之情感，則成過度之嗜慾；而過度之嗜慾，固足以得高度之快感，亦足以陷於極度之痛苦。極度之痛苦，予生理以巨大之打擊，對於身體健康，咸多不利。非適度之快感，予性慾以強烈之刺激，對於身體健康，亦殊有害。故慾不能無，亦不能遏，但不可過。過固戕生，遏亦違性；攝生之道，惟有節慾。

一、食慾　飲食爲維持生命所必需，實無所謂慾。然貪饱食，貪美味，非充滿腸胃不能饜足者，斯即過度之慾。久而久之，其人必病，故宜時時以多食致病自爲警惕，復遵定性定量之方法，按日行之，使食慾漸漸就範，不致放縱。其於維持健康延長生命之關係，前文述之已詳，茲不贅及。

至普通人所嗜之烟草及酒類，雖非絕對有害；如吸烟少許，可以助構思；飲酒少許，可以助食慾；然一經成爲習慣，則其量愈增，其害彌烈。蓋烟草中含有一種毒質，入腦則害腦力，入胃則害消化，入血則害血液循環，入心臟則亂其機能，入肺則刺戟支氣管而起咳嗽。酒類中惟上品葡萄酒，用之適量，爲佳良之強壯劑。其含多量酒精者，久久飲之，能傷肝腎。而好酒者每以傾跌而患中風。是以吾人對於烟酒兩項，即不能絕對戒除，亦宜竭力減少其量，非特節省金錢，實亦爲保持健康計也。

二、色慾　食色天性，前者爲維持生命，後者爲綿延生命，當然亦無所謂慾。然好德不如好色，營過度之性生活者，比比皆是。青年時期多手淫，少壯時期多房事過度，其危害健康，至爲酷烈。蓋人體中最寶貴者，莫若精液。醫家謂一滴精液，等於四十滴血液。化學家謂精液中含有多量之蛋白質、燐、酸及鹽類；以顯微鏡察之，其中白淨光輝之物，名爲精液素。故犯手淫之人，眼無光澤，膚呈蒼白，肌肉羸瘦，身體疲憊，惡勞好逸，食慾不振，寖至起種種腦症狀、肺結核、心臟病等，或竟因之夭亡。房事過度之人，以腦神經衰弱，而發生憂鬱症；或反射性亢進，而致神經過敏，氣力減退，作事易倦，入夜不眠。並起陰萎，夢遺、滑精等症，甚有發生脊髓病、心臟病、精神病者。而其所生子女，亦多低能、白癡。爲害之烈，言之寒心。

兩性肉體之接觸，本由生理上自然的需要而起；行之適當，則覺精神活潑愉快；一有過度，百病隨之。節制之法，心理上固應時時警戒，抑制衝動；然以除去生理上之原因爲尤要：（一）包莖者須施行手術。（二）晚間被褥勿過溫暖。（三）晨起用冷水手巾局部摩擦，勿使間斷。（四）戒除酒類及其他刺激性食物。他如不閱猥褻之圖書、照相、小說及戲劇，不作猥褻之談話，亦係防止之方法。至於交合次數，年壯時代，則以每月舉行一二次爲最適宜。過此卽屬放縱。而在酒醉飯飽後，工作疲勞後，及女子經期內，妊娠期內，均應絕對避忌。若夫手淫，則以機械的動作，刺激神經，消耗精液，實係一種反性的行爲，更有防止之必要。爲父母者，積極方面，應獎勵子弟運動，禁止飲酒；消極方面，如果已蹈此種惡習，則應嚴厲監視，務使戒絕。凡此手淫及房事過度，對於人生健康與壽命，均有直接之影響。苟手淫之能制，房事之能節，順乎生理之自然，而爲合度之愉快，身體健適，永康長壽，實基乎此。

三、物慾　物慾爲人生佔有慾之一。故物權一篇在民法中占相當重地位。然人除生活上必需之應用物外，往往作過分之追求，使其占有慾由擴大而放縱。或嗜古物，或好瓌寶，或希求華屋良田；一日不能償願，即一日不能滿意，廢寢忘食者有之，用卑劣手段以冀達到目的者亦有之。即使求而得之，其勞精疲神之苦，與賞心愜意之樂，已多不能相償。若求而不得，其煩悶爲何如！若得而復失，其懊喪又何如！凡如樂不抵苦，得不償失之舉動，即置經濟損失弗論，對於身體健康，實有重大之影響。蓋求而得之，雖一時感覺愉快，而物慾必因而更擴大一步，更放縱一步。日在營求之中，其斲傷性靈，損害健康，甚至減削壽命，均屬當然之結果。至求而不得，或得而復失，精神上受巨大之打擊，因而罹神經病者，尤數見不鮮。此與哲學家之希求新創造，科學家之希求新發明，有學理爲根據，循正當之途徑以達其所期望之鵠的者，絕對不能混同也。

四、名利慾　今世好名之慾，好利之慾，或兼好名利之慾，幾籠罩世人全部之人生觀，而以中國人爲尤顯著。皇皇求名，孳孳求利，其斲喪性靈，危害健康，尤較物慾爲甚。以其苦樂之程度較高，故患得患失之心尤切。蓋名與利與個人在社會上之地位，均有密切關係，一旦得之，有當身青雲之樂，一旦失之，即有失足深淵之苦。富商大賈，流爲乞丐，達官貴人，淪爲廝養。試問如此境遇，豈人生所能堪。而當其未得也，奔走鑽營，費盡心力；或竟不得，或將得而終失，其一種頹喪懊悶之痛苦，又豈人生所能堪。於是或發狂疾，或戕生命，皆名利慾之犧牲品，至死而不悟者也。大抵名利二字，可視爲人生之興奮劑，人苟逃名絕利，即無榮辱之觀念，亦無憂樂之芥蒂；此其爲人，但有消極的道德，而無積極的事功，亦祇是今日世界潮流中之落伍者。故嚴實言之，名利慾不足爲害，如果吾人於事業中求名利，而不於名利中求名利，適足爲福。蓋名利云者，實即個人事業之精神的與物質的酬報，成一分之事業，即得一分之名利。文學家藝術家之著作，哲學家科學家之發明，政治家軍事家之建國興邦，下而至於醫生之治療，教育之訓迪，商人之貿遷，農夫之耕植，凡此正當事業，莫不可以求名而得名，求利而得利。人生名利之慾，循此途徑以求滿足，即有百利而無一弊。若其軼此軌範，希冀非分之名與非分之利，則追求愈切，痛苦愈深，輾轉而生之禍害，亦愈酷烈，非至心勞日拙，罹病喪生不止也。

五、領袖慾　人生富有支配慾，凡任性使氣，出頭好事者，皆支配慾使然。然領袖即支配慾之變相，亦即支配慾之昇化。帝制時代之爭奪王位，軍閥時代之爭奪地盤，以及所謂「甯爲村民之長，不願爲羅馬之第二人」，均爲領袖慾之實際表現。等而下之，則一軍隊之爭長，一團體之爭長，亦無非爲領袖慾從中作祟。實則此種慾望，不特須加節制，抑且不容存在。在中國自鼎革以來，內戰綿延，無時或已。溯其淵源，何一非因少數人領袖慾之未能滿足所致！生命傷殘，財產損失，不可以縷指計；國家元氣，消亡殆盡，然於彼少數人果裨益幾乎！且領袖慾施之於軍隊，則軍隊亂，施之於團體，則團體破。然則領袖慾直爲詞典上一不祥之名辭，而爲人類所應絕對剷除者也。卽退一步言，個人如果存此慾望，爭奪之念，必隨之以起。平日胼手胝足，勞心焦思，無非爲爭領袖之一席地；卽使爭而得之，所得已不償所失。若其爭而不得，必設種種方法，與得之者爲難；既得而復失，又必設種種方法，與奪之者搗亂。試問其人心神之勞疲如何，精神之耗損如何，消失健康，縮短壽命。眞何苦來！蓋領袖云者，衆人推崇之稱謂。非自身所得而造作。苟有大智慧，具大魄力，德足以服人，功足以振世，領袖地位，不求自至。否則如拿破崙爲全歐怪傑，一代豪雄，仍不免幽囚荒島，抑鬱以終。此種實例，豈猶不足以垂戒後人乎！

九　結論

衛生學之實施，旨在使人體趨於健康之路，經久耐用，效率愈增而事功愈顯。乃事實與理想，每有背道而馳者：據美國費孝氏(Fisher)之報告，在死亡人口中，枉死者占百分之四十二。若依中國情形觀察，枉死之百分比，恐超過此數一倍而不止。童年多病，中年即老而死者，不知凡幾。是皆於可以防止之疾病中，犧牲其生命，天下可痛之事，無逾於此！且疾病夭亡，不僅在個人爲不幸，其影響更遠及於家庭、社會、民族。蓋疾病之結果，身體孱弱，所生子女，先天必然不足。如其爲肺癆等等，又有遺傳之危險。積病夭而爲國家，世代遞嬗，必構成衰弱之民族；久而久之，自然歸於淘汰。亡國滅種，當不哀哉！復次，人之生也，內而受家庭之撫養，外而受社會之教育，不知費公私若干精力與金錢。爲欲其在長大之後，於家庭則恃以仰事俯畜，光前裕後；於社會則各事其業，各竭其力，以謀公衆之福利。若以個人之忽視衛攝，竟致中道喪其生，是僅享權利而未盡義務；家庭社會之損失，永無取償之餘地，豈不深可痛惜？是故個人衛生，亦爲對於家庭，對於社會，對於民族，應負之一種責任也。

今當概括上述各節，作簡要之語，以結是篇：

一、飲食須注意定性定量，不可過少，不可過多，亦不可此多彼少。

二、環境須注意選擇：修養方面，須交正當之朋友，備正當之圖書；物質方面，須有適宜之居處，美好之家庭；心理方面，須以冷靜之頭腦，奮鬪之精神，戰勝一切困難。

三、嗜慾須注意節制：食慾、色慾、物慾、名利慾，不可任其放縱，領袖慾更不可容其存在。

四、人生一切行動，宜下一番審擇工夫，凡有害於身心者去之，有益於身心者存之。且須進一步使之成爲有規則的行動。例如大便、早操、習字、看書、飲食、睡眠等等，均應保持定時之習慣。

五、佛經中六根（眼耳鼻舌身意）淸淨之說，實爲節慾之不二法門。蓋色、聲、香、味、觸皆情慾之媒介，故於耳目口鼻之所嗜，必須運用理智，嚴密防閑，勿肆勿怠。

六、人生七情（喜怒哀樂愛惡欲）固出自然，亦宜稍抑。如極度之喜怒，足使神經系統受強烈之刺戟，胸部驟形緊張；而肺臟之呼吸功能，乃心臟之收放作用，均受壓迫，乃造成中毒性的疲勞。久而久之，心神必病。故於七情之來，亦須運用理智，適當迎拒，勿令放縱。

（終）

黄伯樵撰

保健延壽談